当癌症遇上中医

梁　娅　殷佩浩　邓皖利　**主编**

范华昌　**绘画**

中国出版集团有限公司

世界图书出版公司
上海　西安　北京　广州

图书在版编目(CIP)数据

当癌症遇上中医 / 梁娅,殷佩浩,邓皖利主编;范华昌绘. —上海:上海世界图书出版公司,2023.6
ISBN 978-7-5232-0368-2

Ⅰ. ①当… Ⅱ. ①梁… ②殷… ③邓… ④范… Ⅲ. ①肿瘤-中医治疗法-普及读物 Ⅳ. ①R273-49

中国国家版本馆CIP数据核字(2023)第083942号

书　　名	当癌症遇上中医	
	Dang Aizheng Yushang Zhongyi	
主　　编	梁　娅　殷佩浩　邓皖利	
绘　　画	范华昌	
责任编辑	邬佳媚	
出版发行	上海世界图书出版公司	
地　　址	上海市广中路88号9-10楼	
邮　　编	200083	
网　　址	http://www.wpcsh.com	
经　　销	新华书店	
印　　刷	苏州彩易达包装制品有限公司	
开　　本	889 mm ×1194 mm　1/32	
印　　张	4.5	
字　　数	115 千字	
版　　次	2023 年 6 月第 1 版　2023 年 6 月第 1 次印刷	
书　　号	ISBN 978-7-5232-0368-2/R · 673	
定　　价	68.00 元	

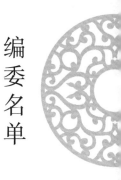

编委名单

序言

目前，癌症的发病率居高不下，已经成为威胁人类生命的第一杀手。很多人谈癌色变，认为患上癌症便是被"判了死刑"，不少患者身心均深受癌症的折磨。其实随着科技的发展，医疗技术的进步，大多数恶性肿瘤已经不是不治之症了。今天，无论是手术、放疗、化疗还是中医药治疗，已经有30%以上的癌症有可能得到根治，特别是早期癌，治愈的概率更大。癌症除早期发现、早期治疗外，正确就医，根据病情发展的不同阶段采取适当的治疗方法，也是取得较好疗效的关键。

中医学博大精深，源远流长，是中华民族优秀传统文化的代表，是国家非物质文化遗产保护的重要内容。作为一名热爱中医药文化并积极推广中医药科普的医疗工作者，一直希望能利用中医简便廉验的特点更好地为百姓服务。虽然目前中医药已经被广泛应用于各类癌症患者的治疗，但仍有部分患者及家属对中医药不了解，认为中药对癌症患者不具有治疗作用，这是非常错误的想法。目前的研究发现，中医药不仅可以预防、治疗癌症，而且具有较好的预后康复作用。事实上，中医药已经在癌症患者的治疗、预防及康复中显示了不可忽视的作用。不过也有舆论过分夸大了中医药的疗效，认为某验方、"秘方"就能解决肿瘤的大问题。

《当癌症遇上中医》是一部立足于中医视角的癌症科普图书，它以科学为基，普及为本。本着实事求是的精神，客观地介绍中医治疗肿瘤的方法与现状。希望通过本书，读者能够真正认识中医，了解中医理论，合理地采用中医药，使得肿瘤的治疗能够事半功倍。

本书由短小精悍的短文组成，非常符合当下人们的阅读习惯，大家可以利用碎片时间来阅读，若想一口气读完也能做到。运用通俗易懂的语言，把生涩难懂的中医理论生动而贴切地传达给更多的中医爱好者是我们编辑本书的宗旨。我们希望让更多人能认识肿瘤、理解中医，避免误区，解除焦虑，采用科学的中医方法来延缓病情。

本书作者多为临床上中西医治疗肿瘤的一线医生，文风不一、深浅有异，虽然整体作了统筹修改，但文笔仍略有差异，若有纰漏，敬乞谅解。希望本书能给广大癌症患者及家属带去新的理念、新的思路、新的希望，从而使他们在应对癌症的过程中多一分理性和从容，并起到帮助。愿读者通过本书对癌症多一分了解，少一分恐慌，不再盲从，科学抗癌。

上海市名中医　范忠泽

2023 年·春

目 录

病名篇

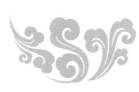

追根溯源，合而治之

关于肿瘤命名与分类，中医古籍中记载甚多，大多以肿瘤病灶的形状、患者的症状和病因等命名、分类。对恶性肿瘤和良性肿瘤的区别，亦有较为详细的论述。本篇介绍中医古籍中的肿瘤分类，对其命名来源、诊断予以总结。了解古籍中肿瘤命名的规律，有助于我们了解古代肿瘤相关治法，同时可为中医的肿瘤治疗提供必要的参考。

中医古籍中的"岩"

一、"岩"的概述

肿物赘生于人体，坚硬如石，形状不规则的称为"岩"。严、岩、癌通用。是发生于体表部位坚硬如石、状如岩突、形状不规则的恶性肿瘤的总称。（图1）

"岩"作为病名，始见于宋代《仁斋直指方论》："癌者，上高下深，岩穴之状，颗颗累垂……毒根深藏，穿孔透里，男则多发于腹，女则多发于乳或项或肩或臂，外症令人昏迷。""癌"与"岩"在古医书中为通假字，读 yán。它的临床特点是多发于

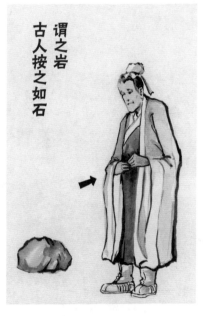

谓之岩
古人按之如石

图1

中老年人，局部肿块坚硬，高低不平，推之不移，溃烂后如翻花瘤子，色紫恶臭，疼痛剧烈，不易治愈，每多危及生命。

岩病属于外科范围内的疾病，相当于现代医学中的皮肤恶性肿瘤疾病。中医对"岩"的认识较早，远在隋代《诸病源候论·乳石痈候》记载："石痈之状，微强不甚大，不赤，微痛热……但结核如石。"又在《诸病源候论·痈疽病诸候·石痈候》中说："其肿结

确实，至牢有根，核皮相亲。"系指肿块推之不动，肿块与皮肤粘连。古籍对岩病的描述，不但说明了癌的症状、好发部位和严重后果，而且也符合某些癌症的发展规律。

二、"岩"的相关疾病

1. 舌岩

生于舌部的恶性肿物，因其形状似菌，故又有"舌菌"之称（图2）。其特点是：早期为突出舌体的肿物，形如豆粒而质硬，溃烂后形成坚硬而高低不平的溃疡。本病是口腔岩中最多见的一种，恶性程度也高。"舌菌"首见于《沈氏尊生书》。《外科真诠》中名"舌岩"："舌岩，舌根腐烂如岩。"

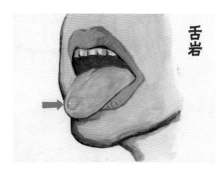

图2

2. 茧唇

生于口唇部位的肿块，形如蚕茧，故名"茧唇"，是一种唇部的恶性肿瘤（图3）。其特点是：初起下唇无痛性局限性硬结，或似乳头、蕈（xùn）状突出，溃烂后翻花如杨梅。"茧唇"的病名，首见于《疮疡经验全书》："若肿起白皮皱裂如蚕茧，故名曰茧唇也。"

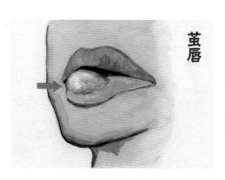

图3

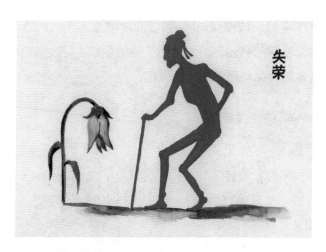

图4

3. 失荣

凡是发于颈部或耳之前后的一类岩证，症状面容憔悴，形体消瘦，状如树木之枝枯皮焦，失去荣华者，称为"失荣"（图4）。其特点是：颈部肿块，坚硬如石，身体消瘦。本病有原发和其他部位的岩症累及所致。《黄帝内经·素问·疏五过论》说："凡未诊病者，必问尝贵后贱，虽不中邪，病从内生，名曰脱营；尝富后贫，名曰失精。"

4. 乳岩

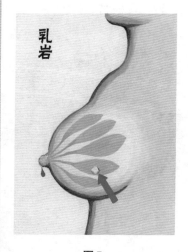

图5

发生在乳房部的肿块，坚硬如石，溃后状如岩穴者，称为"乳岩"（图5）。其特点是：乳房部肿块，质地坚硬，溃后凸如泛莲或如菜花。

《外科正宗》对乳岩的症状描述较为详细，如说："……聚结成核，初如豆大，渐若棋子，半年一年，二载三载，不疼不痒，渐渐而大，始生疼痛，痛则无解，日后肿如堆栗，或如覆碗，紫色气秽，渐渐溃烂，深者如岩穴，凸者若泛莲，疼痛连心，出血则臭，其时五脏俱衰，四大不救，名曰乳岩。"

5. 肾岩翻花

生于阴茎头部的岩肿，因阴茎属肾，且其溃后如翻花之状，故名"肾岩翻花"（图6）。其特点是：阴茎头部表面为丘疹、结节、疣状等坚硬物，溃后如翻花。《疡科心得集·卷下》对肾岩翻花症状进行详细描述，云："夫肾岩翻花者，初起马口之内，生肉一粒，如竖肉之状，坚硬而痒，即有脂水，渐至龟头破烂，凸出凹进，痛楚难胜，甚或鲜血流注。"

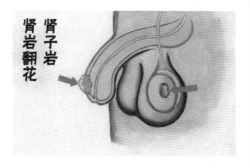

图6

6. 肾子岩

肾子即睾丸，俗称外肾或肾之子（见图6）。其特点是：睾丸发生肿块而阴囊皮色如常，其肿块坚硬如石。《医部全录·脏腑身形下·前阴方》描述："橘核丸，济生方，治四种癫病，卵核肿胜，偏有大小，或坚硬如石，痛引脐腹，甚则肤囊肿胀成疮，时出黄水，或成痈溃烂。"

"岩"的命名是根据肿瘤发病的部位以及肿块的外在性状和表现来命名的，从外观上就可以分辨出疾病的类型，这也是古代医家的众多经验总结。

中医古籍中的"瘿"

一、"瘿"的概述

颈前部漫肿或肿块的一类疾病，统称为"瘿"，是发生于颈前区结喉两侧漫肿或结块性病变的总称。《说文解字》中记载："瘿，颈瘤也，从病婴音。"东汉刘熙解释说："瘿，婴也，在颈婴喉也。"说明了"瘿"是一种环颈绕喉的颈前部疾病。其特征为颈前结喉两侧漫肿或结块，逐渐增大，病程缠绵。

瘿病相当于现代医学中的甲状腺疾病及其他良性或恶性肿块，分为血瘿、筋瘿[①]、气瘿、肉瘿和石瘿等。宋代陈无择所著《三因极一病证方论》说："坚硬不可移者，名曰石瘿；皮色不变者，名曰肉瘿；筋脉露结者，名曰筋瘿；赤脉交结者，名曰血瘿；随忧愁消长者，名曰气瘿。五瘿皆不可妄决，破则脓血崩溃，多致夭枉。"

二、"瘿"的相关疾病

1. 气瘿

生于颈部的肿瘤，按之如气球，故命名为"气瘿"（图7）。相当于现代医学中的单纯性甲状腺肿。其特点是：颈前瘿囊漫肿，按之软而有囊性感，似

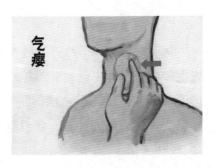

图7

---

① 血瘿、筋瘿非癌症，不在本书论述范围。

其内有气积，肿块可随喜怒而消长。隋代巢元方所著《诸病源候论》就有关于气瘿的论述："颈下皮宽，内结突起，腮腮然亦渐大，气结所致也。"

2. 肉瘿

肉瘿是生于颈前瘿囊内的肿块，可随吞咽上下活动（图8）。相当于现代医学中的良性甲状腺肿瘤，包括了甲状腺腺瘤、结节性甲状腺肿和甲状腺囊肿。其特点是：颈前结喉正中附近出现半球形柔软肿块，能随吞咽而上下移动。《医宗金鉴·外

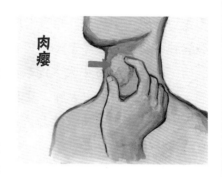

图8

科心法要诀》对本病的机制作了阐明，认为"脾主肌肉，郁结伤脾，肌肉浇薄，土气不行，逆于肉理，致生肉瘿"。

3. 石瘿

石瘿是颈前瘿囊内有坚硬如石的肿块（图9），相当于现代医学中的甲状腺恶性肿瘤。其特点是：肿块质地坚硬，有的坚硬如石，随吞咽运动而上下活动度很差，或推之不动等。古籍《外科正宗·瘿瘤论》指出，本病"坚硬如石，举动牵强，咳嗽生痰，皮寒食少者"为逆证。《三因极一病证方论·瘿瘤证治》论述石瘿的肿块特点是"坚硬不可移"，强调"不可安

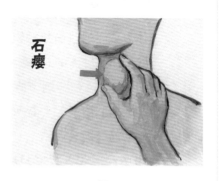

图9

决，破则胀血崩溃，多致天枉"。

4. 类瘿病

类瘿病是指发生在甲状腺部位或颈前部位的非甲状腺组织肿胀或肿块。外表的形态也属环颈绕喉的类似瘿病的肿块，但实际不是甲状腺组织病变。相当于现代医学中的甲状腺舌管囊肿、腮裂囊肿、囊性水瘤等先天性病变及神经鞘瘤、颈动脉体瘤等良性肿瘤。这类疾病过去大多混杂在瘿瘤之中论述。《疡医大全·瘿瘤》叙述"人有喉患大肿，又非瘿瘤，忽痛忽不痛，外现五色之纹，中按之半空半实，此乃痰病结成，似瘤非瘤，似瘿非瘿也。宜消痰汤主之"。

中医古籍中的"瘿"病是按疾病的不同性质进行分类，是科学进步的体现，这样可以更加准确地认识疾病的性质，从而找到更为对症的治疗方法。

中医古籍中的"瘤"

一、"瘤"的概述

发于体表或者通过简单触摸可扪及的肿块，在中医古籍中称为"瘤"，是发于体表肿瘤的总称。

《黄帝内经·灵枢·刺节真邪》说："虚邪之入于身也深，寒与热相搏，久留而内著……有所疾前筋，筋屈不能伸，邪气居其间而不反，发为筋溜。有所结，气归之，卫气留之，不得反，津液久留，合而为肠溜；久者数岁乃成，以手按之柔。已有所结，气归之，津液留之，邪气中之，凝结日以易甚，连以聚居，为昔瘤，以手按之坚。有所结，深中骨，气因于骨，骨与气并，日以益大，则为骨疽。有所结，中于肉，宗气归之，邪留而不去，有热则化而为脓，无热则为肉疽。"

这段古文的意思是，当虚邪侵入人体深处时，寒邪与热邪相搏击，长时滞留于体内，如果邪气伤于筋，筋就屈缩不能伸展，久居不去就会成为筋瘤；如果病邪结聚于肠胃之间，则集结而形成肠瘤。这种病有的须数年才可形成，用手按压，瘤是柔软的；若病邪凝结一天比一天严重，接连不断地积聚，就会形成像干肉一般的瘤，用手按压，则是坚硬的；病邪深入而附着于骨，骨与邪气并合，日复一日就形成骨疽；病邪结聚于肌肉，如有内热，肌肉就会化而为脓，如无热，就会形成肉疽。说明中医古籍中"瘤"的命名主要是通过肿块的部位，以及肿块的性质来确定的。

瘤病相当于现代医学中的软组织瘤和骨肿瘤。是由于邪气留滞，与气、津液等凝结而成。《醉氏医案·外科枢髮（fà）》及《外科正宗》等中医古籍，根据瘤发生的部位，如皮、肉、筋、脉、骨等，并与五脏相应，将其分为气瘤、肉瘤、血瘤、脂瘤、筋瘤和骨瘤。

二、"瘤"的相关疾病

1. 气瘤

是发生在皮肉间或皮肤上的肿瘤。因其肿块按之坚韧或浮起，似有气一般，可随情绪变化，体积增大或缩小，疼痛酸麻加重或减轻，故名"气瘤"。相当于现代医学中的周围神经肿瘤。"气瘤"的病名，首见于宋代《三因极一病证方论》。明代陈实功的《外科正宗》论述本病说："气瘤者，软而不坚，皮色如故，或消或长，无热无寒。"同时又指出应用通气散坚丸治疗。气瘤多属于良性肿瘤。

2. 肉瘤

肉瘤是以皮下肉中生肿块，大如桃、拳，按之稍软、皮色不变，无痛为主要表现的肿瘤性疾病。中医古籍中对肉瘤的描述分为两类。一类是较为坚硬，病性严重的恶性肉瘤，如《黄帝内经·灵枢·刺节真邪》说："虚邪之入于身也深，寒与热相搏，久留而内著，寒胜其热……有所结，中于肉，宗气归之，邪留而不去，有热则化而为脓，无热则为肉疽。"明确指出这类肉瘤是病位较深、质地较硬、性质为阴寒凝滞的恶性肉瘤。另一类则是质地柔软的良性肉瘤，《外科正宗》所论述的肉瘤特点为"软似绵，肿似馒，皮色不变，不紧不宽"。肉瘤多为良性肿瘤。

3. 血瘤

血瘤是指体表血络扩张，纵横丛集而形成的肿瘤。可发生于身体任何部位，大多数为先天性（图10）。其特点是：病变局部色泽鲜红或暗紫，或呈局限性柔软肿块，边界不清，触之如海绵状。相当于现代医学中的海绵状血管瘤。"血瘤"

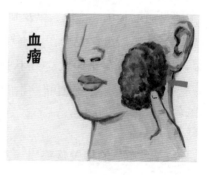

图 10

的病名，首载于《外台秘要·卷廿三》："皮肉中突起，初如梅李，渐长大，不痒不痛，又不坚强，按之柔软，此血瘤也。"血瘤多为良性肿瘤。

4. 脂瘤

脂瘤是以皮肤间出现圆形质软的肿块，溃破后可见粉渣样物溢出为主要表现的肿瘤性疾病，又称"粉瘤"（图11）。相当于现代

医学中的皮脂腺囊肿。常易
受外邪感染而导致化脓，也
有可能发生恶变。"脂瘤"的
病名，首见于宋代《三因极
一病证方论》。明代《外科启
玄》描述本病时说："凡粉瘤
大而必软，久久渐大，似乎
有脓非脓，乃是粉浆于内，
若不治之，日久大甚，亦被
其累。"脂瘤多为良性肿瘤。

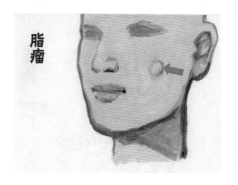

图11

　5. 骨瘤

　　骨瘤是骨组织赘生肿大
而形成的肿瘤（图12）。特
点是：肿块隆起，坚硬如石，
紧贴于骨，推之不动。《外科
正宗·瘿瘤论》中描述"肾
主骨，恣欲伤肾，肾火郁遏，

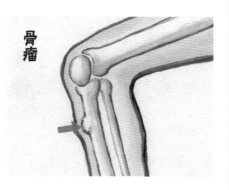

图12

骨无荣养而为肿曰骨瘤。骨瘤者，形色紫黑，坚硬如石，疙瘩高起，
推之不移，昂昂坚贴于骨，治当补肾气，养血行瘀，散肿破坚，利
窍调元，肾气丸是也"。骨瘤可以根据其生长速度以及表现来判断其
良恶性。

　　"瘤"的命名与中医病理学有关。东汉刘熙所著的《释名》中
解释："瘤，流也，血流聚所生瘤肿也。"充分说明古人很早就已经
认识到了瘤病发生的原因、发展规律，以及在整个疾病过程中机体
的形态结构，并根据瘤病的特点归纳总结。

中医古籍中其他肿瘤的命名

中医古籍中除了以"岩""瘿""瘤"等系列命名外，还有多种不同的命名来描述不同位置、不同性质的肿瘤。

1. 积聚

积聚是腹内结块，或胀或痛的病证。积者有形，积块固定不移，痛有定处，病多在血分，属于脏（zàng）病；聚则无形，包块聚散无常，痛无定处，病在气分，是为腑病。因积与聚关系密切，故统称为"积聚"。积聚可以描述腹部多种疾病，也可以用来描述现代医学中的腹部肿瘤。《黄帝内经·素问·六元正纪大论》记载："大积大聚，其可犯也，衰其大半而止，过者死。"

2. 肠覃

肠覃病位在肠，但与脾、胃、肝、肾的关系尤为密切。其病性早期以湿热、瘀毒、邪实为主，晚期则多为正虚邪实，正虚又以脾肾阳虚、气血两虚、肝肾阴虚多见（图13）。肠覃相当于现代医学中的结直肠癌。《黄帝内经·灵枢·水胀》中描述了肠覃的表现形式："肠覃何如？岐伯曰：寒气客于肠外，与卫气相搏，气不得荣，因有所系，癖而内著，恶气乃起，息肉内生，其始生也，大如鸡卵，稍以益大，至其成如怀子之状，久者离岁，

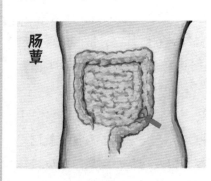

图13

按之则坚，推之则移，月事以时下，此其候也。"

3. 癥瘕（zhēng jiǎ）

癥瘕是妇科常见病、多发病，古时是妇科疑难杂症之一，以妇人下腹结块，或胀，或痛，或满，称为"癥瘕"。癥，坚硬成块，固定不移，推揉不散，痛有定处，病属血分；瘕，痞满无形，时聚时散，推揉散动，痛无定处，病属气分。相当于现代医学中的妇科良性肿瘤。《金匮要略·疟病脉证并治》对癥瘕的表现形式描述为："病疟，以月一日发，当以十五日愈；设不差，当月尽解；如其不差，当云何？师曰：此结为癥瘕，名曰疟母。"

4. 锁肛痔

锁肛痔是以初起为便血流水，渐现大便变形，排便困难，次数增多，里急后重，肛门生肿物坚硬、流脓血臭水为主要表现，发生于肛门直肠的癌类疾病。相当于现代医学中的肛管直肠癌。"锁肛痔"的病名，首见于《外科大成》："锁肛痔，肛门内外如竹节锁紧，形如海蜇，里急后重，便粪细而带扁，时注臭水，此无法治。"描述了锁肛痔病名的由来以及病理表现。

5. 噎膈

噎膈是指食物吞咽受阻，或食入即吐的一种疾病。噎与膈有轻重之分，噎是吞咽之时，哽噎不顺，食物哽噎而下；膈是胸膈阻塞，食物下咽即吐。相当于现代医学中的食管癌。《医贯》关于噎膈的描述："噎膈者，饥欲得食，但噎塞迎逆于咽喉胸膈之间，在胃口之上，未曾入胃即带痰涎而出。"

6. 五色带下

五色带下为妇科重症，指妇女带下青、黄、白、赤、黑五色相杂，相当于现代医学中的子宫颈癌，预后不良。"五色带下"的病名，首见于《千金要方·卷四》："治五色带下方：服大豆紫汤，日三服。"介绍了本病的治疗方法，其命名是通过描述病症的表现。

7. 肺积

中医肺积多是由于人体的正气不足，使邪气乘虚侵袭入肺，并且积聚于局部，影响了肺的宣降失司，导致痰浊瘀阻，日久形成积块、肿块的一种病证（图14）。常与吸烟、大气污染等因素长期作用于肺有关。相当于现代医学中的肺癌。《难

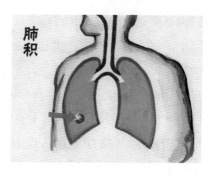

图14

经》描述肺积的外在病理表现："肺之积，名曰息贲，在右胁下，覆大如杯，久不已，令人洒淅寒热，喘咳，发肺壅。"

8. 翻花疮（反花疮）

翻花疮指生疮溃后，胬肉由疮口突出，头大蒂小，表面如花状者，古谓"反花疮"。相当于现代医学中的鳞状细胞癌。《诸病源候论·疮病诸候·反花疮候》根据外在病理表现对该病症进行命名："反花疮者，由风毒相搏所为。初生如饭粒，其头破则血出，便生恶肉，渐大有根，浓汁出，肉反散如花状，因名反花疮。"

预防篇

防在前头，少吃苦头

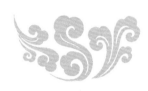

中医对癌症的认识由来已久，且认为『上工不治已病治未病』，又言『善治者，治皮毛，其次治肌肤，其次治筋脉，其次治六腑，其次治五脏。治五脏者，半死半生也。』可见人们很早就意识到了疾病预防的重要性。了解癌症的发病机制，才能从根本上预防癌症的发生发展。

❦ 阴 阳 ❧

阴阳，最初的含义就是指日光的向背，向日为阳，背日为阴。后来智慧的古代思想家们发现自然万物都蕴含着阴阳属性，凡是运动的、外向的、上升的、温热的、明亮的，都属于阳；而相对静止的、内守的、下降的、寒冷的、晦暗的，都属于阴。人作为自然界中的有机生命体，能够进行正常的生命活动，就是阴阳相互制约、相互消长，取得了动态平衡的结果。《黄帝内经·素问·生气通天论》说："阴平阳秘，精神乃治；阴阳离决，精气乃绝。"

阴阳平衡是人体生命活动的最佳自稳态——健康状态。而肿瘤的发病则是由于人体平衡系统被严重破坏，即"阴阳失衡"。这个过程不是一蹴而就的。人体的"正气"与"邪气"不断对抗，尽力保持着"消长平衡"，然而病程越长越晚，阴阳的失衡日趋明显，病情也会日趋严重，所谓"冰冻三尺，非一日之寒"。

肿瘤从未成形到已成形，其内在原因还是在于"阴阳失衡"。所以尽量避开那些破坏人体平衡的因素，则能从根源上免于发病，所谓"消未起之患，治未病之疾，医之于无事之前"。

在健康状态时，我们也应当保持心情舒畅，不贪图妄想，避免过喜过悲；适度锻炼身体，促进血脉流通，增强体质；生活起居有常，饮食有节；预防病邪侵害，注意劳逸结合，维持阴阳平衡，则能"正气存内，邪不可干"（《黄帝内经·素问·遗篇·刺法论》）。

《黄帝内经·素问·阴阳应象大论》说："善诊者，察色按脉，

当癌症遇上中医

先别阴阳。"首先，每个人的体质有阴阳属性，其肿瘤亦有阴阳。比如体形肥胖、痰多、容易困倦、身重不爽、舌体胖大、舌苔白腻者，多为痰湿体质，属性为阴，其肿瘤易胶着黏腻，不易消散；而面色晦暗、口唇黯淡、舌质青紫或有瘀点者，多为血瘀体质，属性为阳，肿瘤则常固定难移。此外，不同阶段的肿瘤阴阳还可以互相转变。早期肿瘤偏实证，属性为阳，治疗多用清热解毒、消瘀散结之法；晚期肿瘤常已耗伤正气，属性为阴，治疗则多以补益气血为主。

《黄帝内经·素问·上古通天论》说："生之本，本于阴阳。"虽然肿瘤的发生、发展表现错综复杂、千变万化，但究其根本为阴阳二气化生异常所致，所以维持与恢复阴阳平衡至关重要。

❀ 三　因 ❀

中医对病因探究的历史悠久，源远流长。以阴阳为纲，对病因分类的"阴阳二分法"就是战国至秦汉时期《黄帝内经》的思想。宋代名医陈无择在继承《黄帝内经》和《金匮要略》基础上，博采诸家之长，提出三因理论。

所谓三因者，一曰内因，二曰外因，三曰不内外因。简单的理解就是疾病的病因不外乎三种，第一种是人体自身出了问题，或是自身正气不足，情志内扰；第二种是外来的邪气太重，将人原本健康的防线直接摧毁致病；第三种就是除以上两种之外的病因，比如饮食失调、劳逸失度等。肿瘤的病因错综复杂，但同样可以用"三因学说"来归纳，再以因辨病，按因论治，对于肿瘤的防治具有重要指导意义。

肿瘤内因主要分为两大类，一类是正气亏虚导致的肿瘤，第二类是七情内伤导致的肿瘤。中医所述正气，是指人体的抗病和康复能力。《黄帝内经》曰："正气存内，邪不可干，邪之所凑，其气必虚。"正气充盛，抗病力强，肿瘤难以在体内积聚成团，疾病也就无从发生。正气亏虚，邪气得不到清除，积聚日久成瘤。因此肿瘤的形成及演变，均与正气的强弱密切相关。肿瘤的预防可以通过强身健体来培养积累正气，肿瘤的治疗可以通过服用补益类中药材来增强抵抗力，正所谓多一分正气，多一分希望！

肿瘤的发生与外邪也有很大的关系，这些外邪包括化学、物理、生物、环境等各种各样的形式。现在人们都知道吸烟有害健康，肺癌患者中吸烟者是不吸烟者的 10 倍；吸烟者肺癌、喉癌、食管癌、膀胱癌、口咽癌的发病率也比不吸烟者高。近年来还发现，经常生活在嗜烟者烟雾环境中的不吸烟者，发生癌症的概率也大。因此，远离致癌环境，如烟环境、放射线及紫外线环境，对于预防癌症至关重要。

在不内外因中，饮食失调是导致肿瘤的重要因素。中医古籍对饮食致癌早有记载，宋代《济生方》云："过餐五味，鱼腥乳酪，强食生冷果菜，停蓄胃脘……久则积结为癥瘕。"食物是维持机体正常代谢的必需品，但饮食不当，会发生脏腑功能失调及气血津液的紊乱，邪自内生，导致津伤、气结、痰凝而发生癌瘤。因此，摒弃不良的饮食习惯，如喜欢吃油煎（炸）、长期腌制的食物；培养良好的饮食习惯，如多吃蔬菜、水果，使人体阴阳状态平衡，进而远离肿瘤。

陈无择认为"医事之要，无出三因"，将复杂的疾病分为"内因、外因、不内外因"，据此做好肿瘤的预防工作，养成良好的生活习惯，防止三因致病，以获得健康长寿，安享天年。

❋ 四 季 ❋

《黄帝内经》曰："人以天地之气生，四时之法成"，意思是指人依靠着天地自然之气生存，并随着四时——春温、夏热、秋凉、冬寒——气候变化的影响和生长收藏的变化规律以适应自然界的变化。那么，肿瘤患者该如何顺应自然界四季的变化进行自我管理和防护呢？

春季是一年之首，是万物生发的季节，正所谓"春三月，此谓发陈，天地俱生，万物以容"，意思就是春季是生命萌发的时令，天地自然，都富有生气，万物欣欣向荣。然而，通过临床观察发现，春季也是癌细胞复发和转移的高发季节。春季气温变化较大，虽然能够明显地感觉到气温回升，但是昼夜温差很大，肿瘤患者更加需要做好防寒保暖措施。生活作息也可适当调整为夜卧早起，顺应自然，适当运动祛除"春困"。春天新陈代谢旺盛，饮食宜"甘而温"，富含营养，如韭菜、春笋、豆苗、菠菜等。以理脾扶阳为食养原则，忌过于酸涩、油腻生冷，尤不宜多进大辛大热之品，如参、茸、烈酒等。精神调理应做到心胸开阔、情绪乐观，戒郁怒以养性，使气血顺畅、精神旺盛。春季五行属木，肝属木，木的物性是生发，因此从情绪上讲，以明朗的心境迎接明媚的春光是有利于肝脏的。

夏季是一年中阳气最盛的季节，天气炎热，肿瘤患者在做好防暑工作的同时更需谨防肿瘤复发。如夏季室外温度明显高于室内，需要尽量减少室外活动，尤其是在温度最高的中午，建议选择早上或者晚上出门，适度活动。若运动后出汗，不要立即洗澡，建议先休息30分钟再洗澡，水温也不宜过凉。情绪的调控不管在哪个季节都需注意，但夏季温度升高，人容易烦躁，在烦躁的时候可做深呼吸，如果出现一些苦闷情绪无法排解，可以尝试倾诉，或适度地发泄。丰富自己的日常生活很重要，可以让坏情绪自然地远离。饮食上，夏季出汗多，体内丢失的水分多，脾胃消化功能较差，可多食富含水分的食物，如各种解暑消渴的夏季粥品，还应补充足够的优质蛋白及人体必需的微量元素，饮食宜清淡，不要过食冷饮。

秋季天气由热转凉，气候变化多端，同时萧瑟之气渐起，人难免会情绪低落，因此秋季是肿瘤患者的一道"坎"。那么，肿瘤患者如何积极应对秋季变化呢？生活起居方面注意及时增减衣物，早睡早起，养成良好的生活习惯，适当进行户外锻炼。秋天气候干燥，皮肤水分蒸发快，预防秋燥是重要的保健原则。室内需要保持一定的湿度，重视补充机体水分，饮食多润防秋燥，可以多食芝麻、核桃、糯米、蜂蜜、牛奶等。另外，百合莲子粥、银耳雪梨羹、红枣糯米粥、鲜生地粥也是应季良品。最重要的是保持积极的乐观心态，丰富自己的精神生活，可适当参与一些自己感兴趣的娱乐活动，如书法、绘画、养鸟、赏花、打牌、下棋、秋钓等。

冬季阴气盛极，是多种慢性疾病好发的季节，肿瘤患者更是由于免疫力低下易发生各种感染，从而引发严重并发症。因此，肿瘤患者的冬季生活可以调整为平时多晒晒太阳，适当进行一些强度较小的体育锻炼，出门做好保暖措施，保证良好的睡眠，在癌症治疗与康复期，科学、正确地食用补药，并给予不同结构的饮食调理。

总的来说，四季的变化对于肿瘤患者的身心来说，都是一个很大的考验。在不同的季节里，努力调节情绪，做到心平气和，凡事务必往好处想，平时注意气候变化、注意饮食睡眠，遵医嘱，定期复查，安稳度四季。

五 行

木、火、土、金、水，五种物质，就是大众熟知的五行。但是在中医学中，五行并不是五种物质，而是象征五种属性的现象和事物。

木曰曲直，是指树木的枝条具有生长、柔和、能屈能伸的特性，从而引申为凡是具有生长、升发、条达、舒畅等性质或作用的事物和现象，都归属于木；火曰炎上，是指火具有炎热、上升、光明的特性，从而引申为凡是具有温热、上升、光明等性质或作用的事物和现象，都归属于火；土爰稼穑（jià sè），"爰"通"曰"，稼穑泛指人种植和收获谷物的农事活动，从而引申出凡是具有生化、承载、受纳性质或作用的事物和现象，都归属于土。故有"土载四方""万物土中生""万物土中灭"和"土为万物之母"的说法；金曰从革，"从"，顺也，"革"，变也。这是指金有刚柔相济之性，金之质地虽刚硬，可以作为兵器以杀戮，但有随人意而改变的柔和之性。继而引申出凡是具有沉降、肃杀、收敛等性质或作用的事物和现象，均属于金；水曰润下，是指水具有滋润、下行的特性，从而引申出凡是具有滋润、下行、寒凉、闭藏等性质或作用的事物和现象，都归属于水。这些就是五行的特性。

而五行相生相克理论在中医学中的应用也解释了五脏生理活动之间存在的互相调控作用。在中医学中，五行理论被应用于临床辨证施治、指导用药和取穴等各个层面，构建了以五脏为中心，并与自然界相联系的天人一体五脏系统。

中医常以观察事物的外在现象去体会内在脏腑的变化，五行相应的脏腑发生病变必定能显露于外。五行中"木、火、土、金、水"分别对应人体五脏"肝、心、脾、肺、肾"。

木受损常表现为肝胆不好，可见皮肤发青，眼睛发黄，手掌如猪肝色。易怒、抑郁或烦躁，疲劳，精神不佳，失眠等。"见肝之病，知肝传脾"，故还易出现胃肠道疾病，如食欲不振、消化不良等"木克土"（肝病传脾）表现。

火受损常表现为心血管疾病，可见面部红紫，眼布血丝，口舌血脉红热。易心律不齐，头疼，高血压等。"火克金"，心病易影响到肺脏，如心衰常引起肺水肿。

土受损常表现为脾胃和肠道不好，可见消瘦，皮肤发黄，眼睑偏白。易出现营养不良，消化吸收能力差。"土克水"，还易出现月经失调及肾脏疾病。

金受损常表现为咳嗽，气逆，气喘，鼻息热臭等肺部疾患。"金克木"，故还易出现肝胆疾病和胃肠道疾病。

水受损常表现为腰痛，肾病，常涉及生殖性疾病，可见脸色发黑，眼睑水肿，牙齿枯落。"水克火"，还可以引起心脏疾病等，如肾衰晚期患者常容易心衰。

五行五脏相生相克理论对于恶性肿瘤转移的治疗具有重要地位。例如：肝癌若见腹胀、纳呆、腹泻、恶心、呕吐等脾土被传

（"木克土"）的表现，多见于肝癌肠转移，为肝传脾，属病情严重。肝癌病位在肝，依据五行生克制化关系，肝与脾有密切关系。肝癌常易气滞、血瘀，出现胁肋部疼痛，胆汁分泌和排泄异常，常表现为黄疸、纳差、消化功能受到影响，脾胃功能受到影响，气血生化失常，进一步出现纳呆、消瘦、乏力等症状。

五脏传变说明了恶性肿瘤转移的难易先后顺序，解释了传变的大体方向，故五行相生相克原理在防治肿瘤中具有重要作用。

六 淫

"六淫"是中医理论中的重要外感病因。想要理解六淫的概念，首先要理解何为"六气"。在浩瀚的中医历史长河里，医家根据人们所感受到的空气流动、空气相对湿度和气温高低的变化，将气分为风、寒、暑、湿、燥、火六种，此即所谓"天有四时五行，以生长收藏，以生寒暑燥湿风"（《黄帝内经·素问·阴阳应象大论》）。

"六气"是正常的自然界气候变化，人们在长期的生命活动过程中有一定的适应能力，因此六气变化并不易使常人发病。虽说如此，但当气候变化异常，或是气候变化过于急骤，此时若是恰逢个体正气不足，抵抗力低下，这时的"六气"就是致病因素，它也随之改名换姓，被称为"六淫"（图15）。正如古代医家所云："夫百病之生也，皆生于风寒暑湿燥火，以之化之变也。"（《黄帝内经·素问·至真要大论》）"六淫"对许多疾病的发生均有着非常重要的影响，也是医家们关注的重要外感病因。

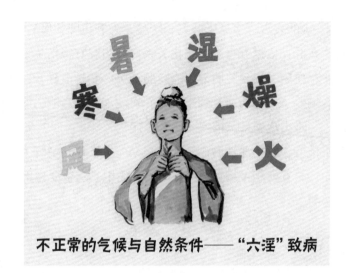

不正常的气候与自然条件——"六淫"致病

图15

　　"六淫"是致病之因，被公认为恶疾的肿瘤，自然也与外感"六淫"有着分不开的联系。《诸病源候论》中多处论及六淫致肿瘤形成的描述，总体认为六淫邪气侵及人体，客于经络，扰及气血，使阴阳失调，气血逆乱，日久成积，变生肿块。或为息肉，或为恶核，或为疽（jū）、瘤等坚硬如石，积久不消之肿瘤。六淫致病引发的肿瘤，具有其独特表象，对中医肿瘤的诊疗起着至关重要的作用。

　　以风邪为例，《黄帝内经·灵枢·九针》言："四时八风之客于经络之中，为瘤痼（gù）病者也。"风邪致病的特性，与恶性淋巴瘤的临床表现密切相关。风为阳邪，易袭阳位，恶性淋巴瘤首发症状是颈部或锁骨上淋巴结肿大。恶性淋巴瘤发病广泛，易于转移，是风邪善行数变，病位游移，居无定处的体现。再以湿邪为例，湿邪可能是人们最为熟知的一种邪气，湿性重着、黏滞，而这种"湿"也与肿瘤的发生发展有一定的相关性。《黄帝内经·灵枢·百病始生》谓："汁沫与血相搏，则并合凝聚不得散，而积成矣。"湿邪为阴邪，易阻滞气机，损伤阳气，所以湿毒致癌的症状特点是全身困重或机体局部沉重。再以暑邪为例，中医认为，暑性升散，易伤津耗气扰神。名老中医郭勇曾使用《伤寒论》经方竹叶石膏汤（功效：清热生津，益气和胃）加减，治疗食管癌放疗后反复呃逆的患者，方中清热与益气养阴并施，扶正兼顾祛邪，服用后患者的呃逆症状明显改善。这些例子都从侧面说明了我们需要充分认识"六淫"这一肿瘤的病因，并将其融入肿瘤的治疗中。

总体而言，外感"六淫"是肿瘤发病中不可忽视的病因，要时刻注意"虚邪贼风，避之有时"，使"正气存内，邪不可干"。想要做到这一点，比较简单的方法便是多锻炼身体，可以是健身，也可以是简单的散步、做操等，这些均可培补正气，增强免疫力；同时，在面对异常气候或是一些有毒有害的物质时，更要积极做好自我保护，尽可能防止肿瘤的发生。

❧ 七 情 ❧

七情，是指人的喜、怒、忧、思、悲、恐、惊等情志变化，包含了人的精神情感，属人的生理本能。这些情绪都是人们在面对外界刺激时的本能性应答反应，一般可以自行调节，属于生理范畴。正如《黄帝内经·素问·上古天真论》所说："恬淡虚无，真气从之，精神内守，病安从来？"可见，良好的精神状态是健康的重要因素。

七情作为人的生理本能具有两面性。例如，就喜悦而言，绝

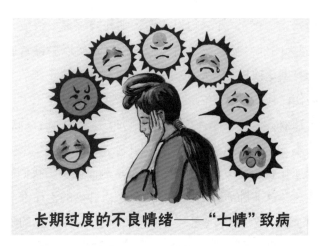

长期过度的不良情绪——"七情"致病

图16

大多数人认为它属于良性情绪，《黄帝内经·素问·举痛论》也说："喜则气和志达，荣卫通利。"可见，人的心情高兴时，营卫之气（中医理论中营养和防御机体的物质）便会运行通畅。但同时，过度的"喜"对人体也会造成伤害，造成"七情内伤"（图16）。《黄帝内经·素问·阴阳应象大论》提出："喜伤心"，狂喜极乐易导致心气迟缓，精神涣散，乃至精神失常。耳熟能详的"范进中举"便是一个很好的例子。除了"喜"以外，其他情绪过度也会损伤机体，正如《三因极一病证方论》说："故喜伤心，其气散；怒伤肝，其气击；忧伤肺，其气聚；思伤脾，其气结；悲伤心胞，其气急；恐伤肾，其气怯；惊伤胆，其气乱。"

七情内伤可能与肿瘤发生有关。中医学对此早有相关论述。《外科正宗》说："忧郁伤肝，思虑伤脾，积想在心，所愿不得志者，致经络痞塞，聚结成核，故生乳岩。"意思是说，忧郁、思虑会伤害到肝脾。而在中医理论中，男子和女子的乳头都属肝；同时，在五脏之中，肝主疏泄，所以肝的运行失调不仅会影响全身的气机活动，更会影响乳房的气血运行。长期的抑郁情绪影响了肝的功能，痰气也自然会凝结于乳房周边的经络，聚集起来，最终很可能导致乳腺癌。现代医学的研究也可一定程度上支持这样的理论，可见七情内伤在肿瘤致病中确实占有"一席之地"。

而七情不仅会增加肿瘤发病的风险，对肿瘤患者的预后，也有不良影响。肿瘤患者保持良好的精神情志，对其预后有良好影响。知名企业家李开复曾于2013年对外宣布自己罹患滤泡性淋巴癌第四期。而两年后，他便通过网络向网友透露已康复。他后来出版了自己抗癌成功的自传性质著作《向死而生：我修的死亡学分》。在书中，他这样讲述自己治疗过程中的良好心态："我求生的意志无比强烈。只要有一丝存活下来的希望，我绝不放弃。"可见良好的精神状态对于肿瘤患者的康复起着非常积极的作用。

总的来说，对于健康人，保持心理健康与保持身体健康是同样重要的，如果压力过大，可以通过运动、与好友交谈等方式减压，切忌长期压抑情绪。而对于肿瘤患者而言，因疾病本身就可能导致一定的情绪改变，故而应当更注意患者的情绪，引导其适时倾诉和发泄，必要时可寻求专业人士的帮助，从身、心两方面对患者进行干预，帮助患者获得更好的预后。

八　纲

八纲辨证是根据四诊取得的材料，进行综合分析，以探求疾病的性质、病变部位、病势的轻重、机体反应的强弱、正邪双方力量的对比等情况，归纳为阴、阳、表、里、寒、热、虚、实八类证候，是中医辨证的基本方法。在八纲中，阴、阳是总纲，统领表、里、寒、热、虚、实六纲。中医理论认为，肿瘤是在"内虚"基础上，多种致病因素相互作用，导致机体阴阳失调、脏腑气血功能障碍、病理产物聚结，最终发生质变，其总体特点是"全身为虚，局部为实"。

1. 阴阳

阴阳是八纲辨证的总纲。临床上，一般将里证、寒证、虚证可概属于阴证的范围；而将表证、热证、实证可概属于阳证的范围。对形体尚好、精神不减，睡眠、饮食明显无异常，虽有转移，但尚未构成局部严重器质破坏的肿瘤，应维持人体阴阳五行和谐平衡，提高人体的免疫功能，抵御和消除病毒侵犯、伤害，使癌症患者获得康复。

2. 表里

表里是辨别病变部位深浅的纲目。表证主要表现为：发热与恶寒并见，头身疼痛，鼻塞流涕，喉痒咳嗽，舌苔薄白或薄黄。里证主要表现为：发热或潮热，烦躁口渴，便秘腹痛或呕吐泄泻等。肿瘤多为里证，不仅有寒热虚实之分，而且交错出现，极为复杂。一般而言，肿瘤在表，多易于恢复，可通过提高自身免疫力，注意作息来调整；肿瘤在里，多较为严重，不易恢复，需要多服用一些滋补之品。

3. 寒热

寒热是辨别病证属性的纲目。寒证主要表现为：怕冷，四肢不温，口不渴或喜热饮，尿清长，大便溏，舌质淡，苔白。热证主要表现为：发热面红，渴喜冷饮，烦躁不安，尿少色黄，便结，舌红苔黄等。一般认为，位近体表的肿瘤属火者多，如乳腺癌辨证为火热者居多，浅表原发性恶性淋巴瘤属火热者多，精原细胞瘤、前列腺癌属火热者较多；与之相对的，内在脏腑的肿瘤多属寒，如胰腺癌、肾癌等。

4. 虚实

虚实是辨别正气强弱和邪气盛衰的纲目。虚证主要表现为：面色苍白或萎黄无华，精神萎靡，气弱懒言，食少便清，自汗盗汗，舌淡嫩等。实证主要表现为：高热，口渴，烦躁，便秘，腹痛而满，舌质苍老，苔黄干燥等。恶性肿瘤患者大多有正气虚弱，尤其是脾虚气亏或肾气虚弱等表现，其细胞免疫功能及皮质醇均较正常人低，运用中药健脾补肾，或重点以健脾益气，或重点以补肾固精，均能提高患病机体的细胞免疫功能和调整内分泌失调状态，使正气得以恢复，抗肿瘤能力增强，有利于病体的康复。

一般来说，肿瘤前病变阶段邪气虽盛，但正气未衰，治疗重在祛邪。经过中医药积极正确的治疗，肿瘤前病变不但可以停止发展，还有获得彻底治愈的机会。因此，肿瘤的最佳治疗是预防。

症状篇

关注信号，早诊早治

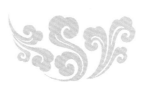

> 癌症如果能够早发现、早治疗，大部分早期的患者通过根治性的手术切除，完全有机会彻底治愈。癌症患者早期大多无不适，但出现不明原因的腹泻、腹胀、消瘦、疼痛等症状，就应当引起注意。本篇将常见癌症的「信号」列举出来，希望在出现这些危险的「信号」时，大家能提高警惕，早发现、早尽快到医院做全面检查，早发现、早治疗是治愈癌症和延长生命的关键。

❖ 发 热 ❖

　　体温是指人身体内部的温度，正常人的口腔温度为 36.7 ～ 37.7℃（平均为 37.2℃），腋窝温度为 36.0 ～ 37.4℃（平均为 36.8℃），直肠温度为 36.9 ～ 37.9℃（平均为 37.5℃），但现代人大多达不到这个体温了。这个温度是机体产热量和散热量保持动态平衡的结果，是相对恒定的。当人体体温高于这个范围时，就称为发热。当我们的机体被细菌、病毒等感染时会出现发热，但其实，除了感染性发热，还有非感染性发热，比如恶性肿瘤、自身免疫性疾病、内分泌性疾病或中枢功能失常等。那么，究竟什么样的发热可能是肿瘤释放出来的信号呢？

　　1. 不明原因发热＋淋巴结肿大

　　此时应当高度警惕血液系统疾病，如慢性淋巴细胞白血病（血液系统肿瘤）。该病早期可仅仅表现为乏力、疲倦，随后才会出现食欲减退、消瘦、低热、盗汗等症状。60%～ 80% 的患者有淋巴结肿大，多见于头颈部、锁骨上、腋窝及腹股沟等。

　　2. 不明原因发热＋血沉改变

　　发热、血沉加快常出现在风湿免疫性疾病患者中，但需要注意的是，肿瘤患者也会出现发热、血沉变化。因为肿瘤负荷较大时可向外释放炎症因子，炎症因子不仅会导致机体发热，还会改变血浆黏度，从而对血沉造成影响。所以，如果长期有风湿免疫性疾病或怀疑免疫性疾病时，患者出现发热及血沉改变，那一定也要注意排查肿瘤。

3. 不明原因的发热＋C反应蛋白升高

当出现发热伴有 C 反应蛋白升高时，也需要慎重对待。虽然很多感染性发热都会伴有 C 反应蛋白升高，但这种固定思维可能会给肿瘤可乘之机，延误诊治。有国外学者研究发现，C 反应蛋白、纤维蛋白原和白细胞计数增高均与直肠癌和肺癌有关。这并非草木皆兵，对这些相关高危因素要多一分警惕。

如果出现长期无法确诊的发热，我们还可以通过电子计算机 X 线断层扫描（PET-CT）来查看身体是否出现了肿瘤。PET-CT 一次成像扫描可获得全身各方位的断层图像，具有灵敏、准确、特异及定位精确等特点，达到早期发现病灶和诊断疾病的目的。但由于 PET-CT 检查价格相对昂贵，目前并未广泛使用。

中医怎么看

中医认为，发热是机体"阴阳"失去了平衡，如"阳盛则热，阴盛则寒""阴虚生内热""阳盛生外热"等都体现发热的病理过程与"阴阳"失衡相关。肿瘤会引起气血脏腑虚损，阴阳失调，痰瘀湿毒内蕴，郁久化热化火等，故可见午后潮热，或夜间发热，低热缠绵不退，手足心热，烦躁，少寐多梦，盗汗等。

当发热来袭，切不可掉以轻心，因为某些肿瘤的先兆就是不明原因的发热，所以多一分警惕，多一分安康。

❧ 疲 劳 ❧

随着生活节奏加快，疲劳似乎已经成为一种普遍现象。人们时常自觉身体倦怠、力不从心，甚至注意力不集中、做事缺乏兴趣等。一般性的疲劳在充分休息后可以得到有效缓解，若疲劳持续时间过长或疲劳程度较重，则要警惕肿瘤相关性疲劳。

与健康人群感受的一般疲劳有明显不同，肿瘤相关性疲劳有以下特点。

1. 起病快

由于肿瘤的影响，疲劳的发生是非常突然的，进展也非常迅速，常没有明显的重体力活动过程，即突然自觉体力不支，总想躺下休息。这种快速出现的疲劳感往往是身体敲响的警钟。

2. 程度重

肿瘤相关性疲劳常分为外周性疲劳和中枢疲劳。外周性疲劳表现为外周肌肉组织无法执行中枢的任务指令；中枢疲劳表现为缺乏动机，中枢神经系统的传递和（或）募集发生改变。所以，肿瘤相关性疲劳常表现为躯体和精神的双重疲劳感，且疲劳程度与近期活动度不成比例。

3. 能量消耗大

肿瘤是一种消耗性疾病。肿瘤相关性疲劳也具有消耗性特点，表现为即使在休息时，疲劳感也不能缓解，甚至越来越重，患者在这种疲劳的折磨下日渐虚弱。

4. 持续时间长

肿瘤相关性疲劳的持续时间至少在 2 周以上，每次出现的疲劳症状数小时不能得到缓解。患者常出现肢体沉重、失眠或嗜睡，或情绪低落、易激惹等。

5. 不可预知

由于肿瘤相关性疲劳没有确切的重体力劳动或高强度精神压力

等诱因，其出现常无法预知，所以当莫名出现持续不能缓解的疲劳症状时，就是身体在提醒你，该为你的身体做个全面体检了。

6. 通常不可缓解

伴随肿瘤对外周组织或中枢神经系统的压迫，以及对身体能量的不断消耗，这种疲劳感常难以缓解。此外，肿瘤治疗过程中，由于放化疗等药物的不良反应，以及患者自身的精神压力，也会产生不小的疲劳感，部分患者的疲乏症状甚至可在治疗结束后仍持续多年。

中医怎么看

《黄帝内经·素问·通评虚实论》说："精气夺则虚。"从中医肿瘤学来说，癌瘤的发生导致机体毒瘀内存而正气不足，机体长期气血亏虚，最终导致脏腑虚损，形成"虚劳"。中医学者认为，肿瘤相关性疲劳的发生不仅因虚致病，还可因毒而致虚，虚处留邪。中医理论强调辨证论治、整体调节，应用中医理论认识及治疗肿瘤相关性疲劳，或许能起到更好的效果。

贫 血

现代人多以肤白为美，很多人希望越白越好，甚至不惜白得面无血色。但这种"白"可不能称为美，而是一种病态。正如《黄帝内经·灵枢》说："血脱者，色白，夭然不泽，其脉空虚，此其候也。"也就是说，贫血的人，面色苍白，这种白是没有光泽的，甚至表现出的是一种萎黄，伴随着脉象也是空虚的。

因罹患肿瘤而出现的贫血症状，称为"肿瘤相关性贫血"，又称"癌性贫血"。它也是肿瘤常见的并发症之一。癌性贫血可引起肿瘤患者的生存质量下降，对进一步的放化疗等治疗的敏感性降低，作为独立因素也影响着患者的预后及生存期。不同于一般的营养不良等原因引起的贫血，癌性贫血的特点可以从它的中医病因、病机上了解一下。

中医怎么看

贫血归属于中医"血虚""虚劳""血枯"等范畴。从病名不难看出，贫血的病机是以虚为本，一派"虚"象。而癌性贫血属"癌毒血枯病"，它的病因病机复杂多变，但可归纳为"本虚标实、虚实夹杂之证"。一方面癌毒日盛，本就耗伤气血；另一方面，癌毒易导致气血运行受阻，"气为血之帅，血为气之母"，气虚则无力推动血行，血行受阻导致瘀血加剧，所谓"瘀血不去，新血不生"，进而加重贫血，使恶性循环加剧。所以癌性贫血的患者不仅会表现出血虚之象，还可伴随血瘀之象，比如刺痛、肿块、出血等。

所以，如果出现长期难治性贫血，伴随不可缓解的疲劳、乏力，面色苍白或萎黄，失眠健忘、头晕目涩，毛发干枯或严重脱发，肌肤甲错（皮肤粗糙、干燥、角化过度），甚至局部可触及肿块，皮下出血、血尿、黑便、便血，或出现不明原因的局部刺痛等，均应引起重视，必要时进行全面体格检查。

疼 痛

疼痛是癌症常见的并发症之一，贯穿癌症治疗全过程，它被称为继呼吸、脉搏、血压、体温之后的第五大"生命体征"。持续疼痛会影响睡眠、食欲，消耗体能，还能让人产生恐惧、抑郁等负面心理，严重影响患者的生活质量。

在癌症的早期，可能会出现轻微疼痛症状，甚至身体某个区域出现异常疼痛，这可能是癌发出的信号。如果出现以下几个症状，当心可能是癌症来报到了。

1. 肩痛

如果原本没有颈肩疾病困扰，近期却突然出现了异常的肩背疼痛，且痛感会随着体位、劳累程度减轻或加重，且即便是用药或长时间休息后依然得不到缓解，这时就应当警惕了。很多内脏器官的癌变，在形成癌肿、有压迫症状后，都会出现肩背部放射性疼痛，比如肝癌诱发右肩痛、肺癌导致肩痛等。

2. 腰背痛

腰痛在绝大部分情况下，与腰肌劳损、腰椎间盘突出等因素有关。但是，如果近期突然出现了异常的腰痛，疼痛在用药后无法缓解，且在就诊时并没有发现与疼痛相符的明显腰椎问题，这也要引起警惕。癌症诱发的腰痛：第一，可能为压迫放射痛，比如胰腺癌、泌尿系统癌变、生殖器官癌变等。第二，可能是癌症发生了骨转移，内脏器官癌变到了一定程度，都可诱发骨转移，进而出现疼痛感。

3. 胃痛

通常情况下，由慢性胃病造成的胃痛，在用药、进食后会缓解或消失。如果突然出现了胃痛性质改变、用药后无缓解，也要警惕可能是胃癌变的信号。除此之外，如果经常感觉中上腹疼痛，但不能确定具体的疼痛位置，同时还出现恶心呕吐等异常的消化道反应，这还需警惕胰腺癌的出现，特别是有慢性胰腺炎病史、糖尿病史、胰腺癌家族史、肥胖人群，应当及时对胰腺进行健康筛查。

4. 右上腹痛

肝脏位于人体的右上腹，由于肝脏内部没有痛觉神经，所以肝脏对疼痛感知并不敏感。但是，由慢性肝病发展来的肝癌，在早期，患者可能会出现肝区肿大，且肝脏的癌肿也在不断生长，可能会牵拉到肝脏包膜，导致肝区出现牵拉痛、钝痛、隐痛。

5. 头痛

很多人都有过头痛的经历，特别是患有偏头痛、神经痛的人很多，不少人可能也会担心自己会不会得了脑瘤。脑瘤在颅腔深处，它引起的头痛较深，往往说不清具体头痛位置，一般多是持续性的钝痛，少数感觉有搏动性的跳痛，用力或咳嗽可能会使头痛加重。大约10%的脑瘤患者早上醒来时头痛最严重，或是突然发生的头痛，伴有短暂意识不清或交叉性黑蒙、呕吐等。

中医怎么看

中医学认为，癌性疼痛主要是由于癌毒内聚，阻碍气血运行，导致气滞血瘀而出现疼痛，即"不通则痛"。"不通则痛"作为疼痛的主要病机，最早见于《黄帝内经·素问·举痛论》："寒气入经而稽迟，泣而不行，客于脉外则血少，客于脉中则气不通，故卒然而痛。"当癌症日久耗伤人体正气后，导致脏腑功能低下，气血阴阳亏损，人体的脏腑、经络失于濡润和温养引起的疼痛，则属于"不荣则痛"。此外，《黄帝内经·素问·至真要大论》云："诸痛痒疮，皆属于心"，说明疼痛的形成与心神、心脉功能失调也密切相关。焦虑、抑郁等也可引起疼痛或加重原有的疼痛。

❁ 消　瘦 ❁

消瘦和普通的"瘦"完全不一样，它是有特定要求的。大多数国外研究将消瘦定义为：6～12个月内，体重在原有基础上下降5%以上。国内有学者将消瘦定义为人体因疾病或某些因素而致体重低于标准的10%以上，或人体的肌肉、脂肪含量过低，体质指数（BMI）<18.5 kg/m^2。

一般来说，这里所指的消瘦都是短期内呈进行性的，有体重下降前后测的体重数值对照，且有明显的衣服变宽松，腰带变松，鞋子变大以及皮下脂肪减少，肌肉瘦弱，皮肤松弛，骨骼突出等旁证。脱水与水肿消退后的体重下降，不能称为消瘦。也就是说，如果只是因为运动或节食造成的体重下降，也不属于消瘦。

1. 肿瘤前期消瘦的特点

虽说有许多疾病都可导致患者消瘦，但如果出现突然的不明原因的消瘦，有可能是癌症的表现，应当引起重视。比如原发性肝癌，早期的症状并不明显，除了食欲不振等症状外，比较特别的便是患者往往会出现进行性消瘦。另外，一些造血系统的恶性肿瘤早期也会有消瘦的症状，比如白血症、恶性淋巴瘤等。一般来说，在不伴有节食或者锻炼的情况下，出现体重下降10%以上，就可能是疾病的表现，如果出现这一情况，最好去医院做相关的检查进行排除。

2. 肿瘤导致消瘦的原因

（1）肿瘤的生长：在早期，因为癌细胞不断生长，需要摄取大量营养物质，导致人体大量营养物质被消耗，从而出现消瘦。

（2）毒素产生：癌组织在坏死时会产生毒素，这些毒素可以使患者出现厌食和发热的症状。这一过程中，厌食的症状减少了营养物质的摄取，发热的症状增加了身体的消耗。此外，癌症患者在手术、放化疗等治疗后，常伴有食欲不振、恶心、呕吐等不良反应，对患者的消化系统会产生极大的影响，继而自然出现消瘦。

（3）其他：疾病发展到晚期或者经过治疗之后，常常会出现一些继发性症状，例如消化道癌引起的慢性出血常常会造成患者消瘦和贫血。同时，消化道癌症引起的消化道梗阻也会影响食物的消化和吸收，影响营养物质的摄入。此外，癌痛、压力等因素，常常同时在肉体和精神上折磨患者，让患者身心俱疲，从而引起消瘦。

总的来说，消瘦可能是许多疾病的首发表现，如果出现不明原因的体重减轻，请一定要前往医院就诊。

🀙 中医怎么看 🀚

中医认为，形体日渐消瘦，常见于虚损病证。这一病证表现为肌肉消瘦，以四肢大肉尽脱最为严重，常见于中医中的"痿证"和"鹤膝风"等病。凡重病、久病，发现臂部、胫部大肉瘦削，古称"肉脱"，为不治证候之一。《黄帝内经·素问·玉机真脏论》云："大骨枯槁，大肉陷下，胸中气满，腹内痛，心中不便，肩项身热，破（月囷）脱肉，目眶陷，真脏见，目不见人，立死。其见人者，至其所不胜之时则死。"正好说明了极度消瘦是非常危险的，甚至可能导致患者死亡。

❦ 肿 块 ❧

临床上经常有患者因为皮肤长了肿块而就诊，就诊后发现是囊肿或者脂肪瘤。不是所有的肿块都是肿瘤，也不是所有的肿瘤都是恶性的。但肿块，往往是癌症患者最容易自查到的一个体征，这也是我们为何这么重视肿块的原因。

1. 脂肪瘤

脂肪瘤是由一些增生的组织形成的良性肿块，对我们的身体健康没有太大的影响。它的质地比较柔软，大小不一，有时候有鸡蛋大小，而小的则如黄豆粒一般，在皮肤的表面隆起，颜色正常，一般出现在肩膀、后背等部位。这种肿块的发展非常缓慢，变为恶性肿瘤的可能性非常小，可以通过手术切除。

2. 淋巴结肿块

人体的淋巴组织分布在全身（图17），淋巴结的肿块也有良性和恶性之分。良性的淋巴结肿块直径非常小，而且表面表现为光滑的状态，用手触摸会感觉到柔软，出现炎症的时候，会感觉到疼痛；恶性的淋巴结肿块质地非常坚硬，早期

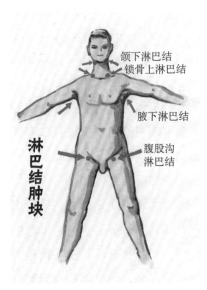

图17

41

不会疼痛，用手按压时会有感觉。对于没有疼痛感、发硬的淋巴肿块，应该马上进行进一步检查。

3. 甲状腺肿块

在颈前的部位如果出现肿块，很可能是甲状腺引起的，而良性的甲状腺肿块生长非常慢，短时间内不会变大。甲状腺超声技术对于甲状腺肿块的分级诊断已经非常成熟，所以定期体检甲状腺超声非常必要。如果发现形态较圆或较大、坚硬的肿块，建议通过穿刺明确病理诊断或手术切除治疗。

4. 乳房肿块

乳房肿块在女性中非常常见，绝大多数是乳腺纤维瘤或乳腺增生性肿块。但少数表现为质地坚硬的、与皮下组织粘连的一些肿块则要当心了，特别是单侧的、伴有乳头溢液、乳房皮肤橘皮样改变的肿块，一定要前往医院检查就诊。定期的乳腺体检也是非常重要的，乳腺癌早期发现的生存率非常高。另外，乳腺癌可不是女性的专利，男性乳腺异常发育或触及肿块也一样要及时就诊。

5. 皮肤肿块

当皮肤上出现一些质地比较坚硬的肿块时同样要引起重视。皮肤癌早期可能出现坚硬且没有痛感的肿块，然后逐渐变大；在病情恶化的时候，还会出现溃疡，皮肤可能出现丘疹或者黑色素痣，一般发展速度较快。

总之，肿块是指非正常组织结构的包块，可以存在于人体的体表，如乳腺、颈部、腋下淋巴结等区域，也可以存在于人体的内部结构，如肺、肝等，通常被称为占位。早期大部分患者是没有任何症状的，多是通过体检发现肺、肝等脏器上存在占位，也有患者在活动时或者无意中扪及体表肿块，所以了解自己的身体并定时体检才能最大程度实现"早发现、早治疗"。

🪶 中医怎么看 🪶

中医认为，肿瘤的发生可能与六淫外袭、七情内伤、饮食水土失宜、痰浊凝聚、瘀血阻滞、热毒内蕴、正气亏损等因素相关。如《黄帝内经·灵枢·九针论》说："四时八风之客于经络之中，为瘤病也。"指出外邪"八风"停留于经络之中，使瘀血、痰饮、浊气积于体表而成瘤病。《诸病源候论》说："反花疮者，由风毒相搏所为"。翻花疮（反花疮）即类似于体表肿瘤，现代医学所谓的化学的、物理的以及病毒等致癌因素，不外乎古人用六淫邪气或疫疠之所概括的外来致癌物质。又如《儋寮集验方》说："盖五积者，因怒忧思七情之气，以伤五脏，遇传克比性，而成病也。"说明七情过度也可以影响五脏的功能，使之亏损，易招致外邪入侵，使气机不畅，脉络受阻，气滞血瘀而成癌瘤。像甲状腺肿瘤等则可能与饮食水土相关，《诸病源候论》中就认识到："瘿者……饮沙水，沙随气入于脉，转颈下而成之。"由此不难看出，中医对肿块的认识可谓是非常全面的。

肿块虽小，亦能见微知著，勿以肿小而不为。及时就诊，才能最大程度守护健康。

❧ 失　眠 ❧

在这个快节奏的时代，失眠成为许多人的困扰。根据世界卫生组织统计，全球睡眠障碍率达 27%。而中国睡眠研究会 2016 年公布的睡眠调查结果显示：中国成年人失眠发生率高达 38.2%，超过

3亿中国人有睡眠障碍，且这个数据仍在逐年攀升中。失眠不仅会影响正常的工作与生活，更会增加多种疾病的患病风险。

失眠并非单纯"睡不着"便可认定的，要达到"临床认证"的失眠，必须满足下列几个要求：

（1）入睡困难，入睡时间超过30分钟；

（2）睡眠质量下降，睡眠维持障碍，整夜觉醒次数≥2次；

（3）总睡眠时间减少，通常少于6小时。

在上述症状基础上，要同时伴有日间生活受到影响，方才会认定为是失眠。导致失眠的原因有很多，包括压力、焦虑、抑郁等。而除此之外，许多肿瘤患者也会有"失眠"的症状。比如，有不少肿瘤患者会伴有癌性疼痛，剧烈的疼痛常常使人难以入眠。如果出现疼痛等身体不适而引起长期失眠，也要前往医院就诊，筛查是否存在实体肿瘤。

中医怎么看

中医认为，失眠主要是由于患者阳气受阻而导致阴阳失和。失眠患者常处于阴阳失调、气血亏虚的状态，故而会出现入睡困难等表现。失眠虽然并不只见于癌症，但依然会给人带来很多困扰，尤其是身体的不适导致的失眠，更应当及时就医，防止恶性循环，更要警惕恶性肿瘤。

头 晕

头晕是个非常广泛的概念，在现代医学中被称为脑部功能性障碍，常见症状是大脑偶发或者持续性地发紧、发胀、昏沉、眼花等。

头晕的致病原因很复杂，但如果出现强烈的头晕头痛，同时伴随恶心、呕吐、心悸、腿脚发麻等情况时，则需要格外警惕，这有可能是脑瘤在作祟。

脑瘤导致的头晕可能会同时伴随以下症状：

1. 颅内压力增高表现

（1）剧烈头痛；

（2）喷射性呕吐等。

2. 视觉方面

（1）幻视（大脑颞叶肿瘤）；

（2）视力减退（脑室肿瘤引起脑积水导致）、视野缺损（脑垂体腺瘤）；

（3）眼睑闭合障碍（听神经瘤）或眼睑下垂（鞍旁颅底肿瘤）；

（4）复视，即视物成双（鞍区肿瘤导致等）。

3. 听觉方面

（1）耳鸣（颞叶肿瘤）；

（2）耳鸣同时伴听力减退（听神经瘤等）。

4. 嗅觉方面

（1）幻嗅（大脑颞叶肿瘤）；

（2）嗅觉减退或消失（前颅底肿瘤）。

5. 其他表现

（1）口角歪斜（如大脑半球病变长肿瘤、后脑区域桥小脑角处生瘤等）；

（2）与身体位置有关的阵发性呕吐（脑室系统肿瘤）等。

癌症是种消耗性疾病，患者后期往往都会出现营养不良，一来是营养吸收障碍，二来是肿瘤消耗较大。患者营养不良、贫血等也都会造成头晕。如果出现长期不明原因的头晕，一定要及时就诊查明病因。

中医怎么看

中医认为，头晕病因主要包括肝肾不足，精血亏虚，血不能上荣于脑；肝阴不足，肝阳上亢；膏粱厚味，化湿生痰，痰浊蒙蔽清阳；脾气虚弱，气血生化不足等。根据具体病情，常予补益肝肾、养血活血、滋阴潜阳、健脾补血、化湿通络之法治疗。

呕 吐

呕吐是人们生活中常见的胃肠道症状，比如强烈的早孕反应会出现呕吐，严重晕车时也可能会呕吐；饮食不当或胃肠炎发作时都有可能出现呕吐。呕吐不仅有损人体元气，也影响生活质量。看似常见的呕吐，却也可能是肿瘤的预警信号，那出现异常呕吐时需要警惕哪些肿瘤呢？

1. 颅内肿瘤

好发于儿童的颅后窝肿瘤，所导致的呕吐多表现为清晨呈喷射状发作，系颅压增高或因肿瘤直接压迫呕吐中枢或前庭神经核引起。

2. 胃癌

一些胃癌患者在早期的时候，由于肿瘤占位，导致食物排空受阻，这时候就会出现恶心呕吐的状况，如果长时间不干预，甚至会出现黑便或便血。如果长期胃部不适伴有呕吐，应尽早到医院进行胃镜检查，以便早发现早治疗。（图18）

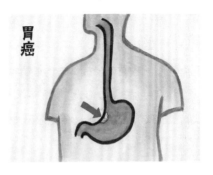

图18

3. 肝癌

呕吐也是肝癌常见症状之一。肝部肿瘤会降低肝脏过滤毒素和杂质的能力，随着肿瘤的发展，毒素在体内不断累积，会出现腹胀，导致轻微的恶心感，并伴有呕吐的冲动。（图19）

4. 胆管癌

胆管虽然是很小的器官，可是在消化系统中担负的作用

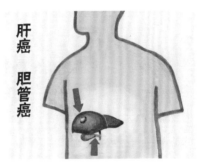

图19

却是很重要的。胆管出现癌变，癌组织会阻塞胆管导致消化液胆汁无法流入肠道，从而影响患者的消化功能，出现严重的食欲减退、进食减少、呕吐、消化不良等表现，继发患者营养不良、身体消瘦等问题。（见图19）

其实，呕吐是人体经过进化后所具备的一套预警系统。凡是会给身体带来麻烦的东西，它们的特点都会被存储在一个叫作"不良刺激"的大脑硬盘文件夹里。之后身体的任一部位产生了这种"不良刺激"，都会启动预警。所以，当出现不明原因的反复呕吐，一定要及时就医，看看到底是身体的哪个部位在发出警告。

中医怎么看

中医认为呕吐是胃失和降，气逆于上，使饮食、痰涎等物自胃中上涌，从口中而出的一类病证。胃居中焦，主受纳腐熟水谷。其气以降为顺，无论是外邪、饮食、情志、脏腑失和，还是干于胃腑，导致胃失和降，均会导致呕吐。故呕吐的基本病机在于胃失和降，胃气上逆。

腹 胀

腹胀是一种常见的消化系统症状，是主观上感觉腹部胀满，通常伴有嗳气、反酸、呕吐、泄泻等其他症状。引起腹胀的原因主要为饮食不当，如暴饮暴食，或胃肠道疾病引发的胃肠胀气。但长期的腹胀可能是身体在发出警报，部分恶性肿瘤可能伴有腹胀症状，需提高警惕。

1. 胃癌

胃癌患者饭后腹胀会更加明显，这种腹胀持续的时间比较长，和吃多吃少没有直接的关系。患者早期同时还会伴有便血、贫血、胃疼、胃口不佳等症状。如果明明吃得很少，还是感觉腹胀，稳妥起见建议前往医院检查。

2. 结直肠癌

部分结直肠癌一经发现几乎是中晚期，这主要是因为它早期症状并不太明显，很容易使患者误认为是胃肠炎，没能及时加以诊治。但结直肠癌在中晚期也可表现为腹胀、消化不良、排便习惯改变、腹痛、黏液便或黏血便等。

3. 肝癌

当有恶心、腹胀、消化不良、嗳气、上腹部不适等症状时，我们首先会想到可能是胃出现了问题，然而，肝癌早期也会出现这些症状。肝癌除了有腹胀的症状外，还伴有不明缘由的疲惫、胸痛咳嗽、发热、低血糖等症状。

4. 胰腺癌

胰腺会分泌含有消化脂肪、淀粉和糖等多种食物的物质，它是身体吸收食物的"加工站"。所以，很多人可能并不知道，胰腺癌早期患者也可能会出现消化不良的症状，如腹胀等。早期的胰腺癌症状很容易跟慢性胃炎混淆。（图20）

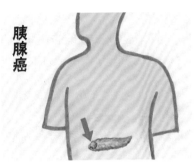

图20

5. 卵巢癌

早期卵巢癌有一些特异的症状，并非无迹可寻。主要包括腹部肿胀、饱满感、胀气尿频、尿急、恶心、消化不良、便秘、腹泻、月经周期紊乱、疼痛、疲乏、背痛等。（图21）

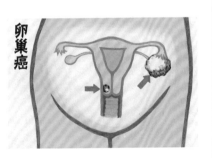

图21

中医怎么看

中医认为癌症的发生基于"内虚"的基础，由于虚的存在，卫气不固，外邪内侵，引起人体气血运行失常，阴阳失衡，出现血瘀、痰湿、气滞、热结等病理变化，日久而成积块。癌性腹胀多见于晚期患者，因此癌性腹胀的病因病机多以脾虚气滞为核心，同时兼夹湿热、瘀血、痰湿等。

腹 泻

腹泻是一种常见的症状，老百姓俗称"拉肚子"。大部分的腹泻是由饮食不当或者精神紧张造成的，但腹泻也可能是以下四种癌症的早期信号。

1. 结直肠癌

早晨起床后即腹泻，或腹泻和便秘交替发生，便中带血（即使患有痔疮也需要警惕），排便习惯突然改变（比如排便次数增加、里急后重等）以及粪便性质的改变（有黏液、变细等），且平时生活工作中时常感到头晕、无力，面色苍白，突然消瘦等，要警惕结直肠癌的发生，定期行肠镜检查非常必要。

2. 胃癌

不明原因的腹泻伴有黑便，消化不良，恶心反酸，胃部有灼烧感或者隐隐疼痛等症状，应定期行胃镜检查以排除胃癌的可能。40岁以上人群或患有慢性消化道溃疡的人要特别留意。

3. 胰腺癌

胰腺中的分泌液主要是用来消化脂肪类物质的，当胰腺分泌不足时，脂肪消化不完全就会出现脂肪泻的症状。长期慢性腹泻、脂肪泻，消化不良，腰背部疼痛和非胆结石等引起的黄疸等，甚至伴有不明原因的体重减轻等症状，应及时就诊排查。

当癌症遇上中医

4. 肝癌

有资料表明，50% 左右的原发性肝癌在确诊前有腹泻的表现，每天 2～20 次不等，主要是由肿瘤引起消化吸收或分泌功能紊乱所致。所以腹泻伴上腹部疼痛，应警惕肝癌找上门。

🌿 中医怎么看 🌿

中医认为，肿瘤患者久病失治，脾胃受损，日久伤肾。《黄帝内经·素问·至真要大论》说："诸湿肿满，皆属于脾"，"诸厥固泄，皆属于下"。这里的意思是：湿、肿、满，其实都是湿邪阻滞之证，而脾属土化湿；多种手足逆冷或手足心发热的厥证、二便固闭不通或泻利不禁的病证，其病机大都属于下部的病变。这里的下，指的是下焦，五脏中位于下焦的有肝、肾二脏。从中可总结出：肿瘤相关性腹泻的病因为"湿"，病位在"脾"，涉及肝肾。《黄帝内经·素问·厥论》说："脾为胃行其津液者也"，若脾失温煦，运化失常，水湿内停，水谷不化，湿滞内生，则易致腹泻。也就是说，肿瘤患者的脾胃运化功能失调了，小肠受盛和大肠传导失常，体内的水湿越积越多，则导致腹泻。此外，肿瘤患者一般精神压力较大，精神紧张、焦虑，容易导致肝气郁结，肝气不疏，横逆犯脾，可致气机升降失常，也容易导致腹泻。

❧ 便 秘 ❧

正常人每日排便 1～2 次或 1～2 日排便 1 次；便秘患者每周排便少于 3 次，并且排便费力，粪质硬结、量少。便秘是癌症患者常见的症状之一，不少患者早期就是因为"便秘"去医院就诊，后被发现患有结直肠癌。

有学者研究发现，当肿瘤位于降结肠、乙状结肠和直肠时，患者更容易出现便秘和（或）腹泻。多种原因可导致癌症患者便秘，包括肿瘤本身，进食量少、食物中粗纤维少、活动少，胃肠消化蠕动的功能下降，年老体衰等。

日常生活中，人们对于便秘往往不够重视，尤其是老年习惯性便秘患者常常忽视这一症状。殊不知，经常便秘，阻碍肠内气血运行，"实性"病变堆积体内会产生很多种病变。

俗话说："若要长生，肠中常清；若要不死，肠中无屎。"日常应以预防便秘为主，未病先防。适当调整生活方式，如摄入高纤维饮食、适量增加活动、做脾胃操、适量饮水，有便意时尽快排便，排便时少玩手机，尽快排完，养成良好的排便习惯有助于预防便秘的发生。尽量减少使用西药通便，如必须应用，在症状缓解后应加强日常调理。重视便秘症状，若有不适，如大便带血，排便习惯改变等，应尽快就医。

中医怎么看

中医学早有关于便秘的记载。如《黄帝内经·素问·玉机真脏论》云："脉盛、皮热、腹胀、前后不通、闷瞀，此为五实。"《诸病源候论·大便难候》曰："大便难者，由五脏不调，阴阳偏有虚实，谓三焦不和，则冷热并结故也……大便也难，所以尔者，为津液枯竭，致令肠胃干燥。"现代中医学认为便秘的基本成因为大肠传导失常，同时与肺、脾、肝、肾等脏腑的功能失调有关，故五脏六腑皆可影响大肠的传导，而发为本病。

治法篇

医无中西，协同抗癌

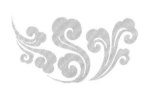

目前西医治疗早期恶性肿瘤仍以手术治疗为主，此外还有放化疗、靶向药物治疗、介入治疗以及免疫疗法等。患者的总体生存期较之前已得到极大改善，但仍有一部分患者在接受上述治疗后病情没有得到明显控制，或治疗后出现耐药且病情进展。而中西医结合治疗可以有效减轻放化疗的毒副作用，促进机体恢复。目前已有不少患者在化疗期间或在临床常规治疗耐药后寻求中医药治疗以获得更好的疗效。

中医在肿瘤围术期的应用

手术切除肿瘤是目前根治癌症的主要方法，但外科手术在切除肿瘤组织的同时，部分正常组织器官也会受损，从而影响机体的正常生理功能，削弱机体抵抗力。中医治疗结合外科手术治疗，能够改善患者一般情况，提高患者接受治疗的耐受性，针对性治疗术后并发症，可减轻术后不良反应，降低手术死亡率，改善生活质量。

术前，如果患者情况良好，可以先不用中药调理；但如果患者在术前已经存在不同程度的阴阳失衡状态，如气短乏力、精神衰惫、纳食不振、溲清便溏（小便清长，大便稀薄）等阳虚证候，或面红心烦、口干而苦、眩晕耳鸣、腰膝酸软等阴虚证候，那么患者机体的耐受力和抗癌力降低，对手术创伤、麻醉、缺氧等耐受性差，术后也容易发生严重的并发症，此时，建议采用中药调理。

清代名医徐灵胎提出："疾病之人若正气不伤，虽病甚不死，元气或伤，虽病轻亦死。"强调疾病的转归与人体元气充沛与否紧密关联。中医学认为，恶性肿瘤的发生发展与机体正气不足密切相关，正气亏虚，阴阳失调，而痼（gù）邪不能及时消散，长期停滞于体内，久而酿成肿瘤，所以正气不足是恶性肿瘤的内在条件。

另外，肿瘤患者手术后往往存在气血损耗，而中医药在扶正培本，调节人体正气，提高机体免疫力方面具有独特的优势。肿瘤患者在化疗前后使用益气扶正的中药，可以提高其免疫力，减少化疗不良反应出现；在手术前使用益气扶正药，可以提高其手术的耐受性；术后使用益气扶正药可以调节气血，提高其免疫力，减少术后复发、转移。中医益气扶正的方法常有补气养血、健脾益气、滋补肝肾等，常用的经典方剂有：四君子汤、八珍汤、十全大补汤、保元汤、六味地黄汤等。在临床上，应该根据患者症状，结合四诊合参，辨证施治。如胰腺癌术后恢复期，虽已做胆肠内引流术，但由于手术创伤致胆管水肿和炎症，常常是通而不畅，主要症状有面目俱黄，腹微胀，口渴，小便发红，舌苔黄腻，脉沉数，表现为湿热黄疸证，治以清热利胆，可选用茵陈蒿汤等加减。随后在稳定期，基本都有体质虚弱的表现，症见倦怠无力，面色萎黄，舌质红，脉细弱或迟缓等，表现为气血亏虚，治以培补气血、软坚通络，常选用四君子汤等加减。

中医在肿瘤化疗期间的应用

恶性肿瘤化学治疗（图 22）始于 20 世纪 40 年代，抗肿瘤药物种类繁多，其机制各不相同，包括干扰核酸的合成代谢、抑制DNA 复制、组织纺锤丝形成、抑制有丝分裂、抑制蛋白合成等。化疗药物最主要的作用是阻止癌细胞的增殖、浸润、转移，直至杀灭癌细胞。同时，绝大多数化疗药物对正常细胞也有毒性，特别是一些骨髓细胞和消化道上皮细胞。化疗的细胞毒作用和对生活质量的降低也成为限制其应用的重要原因。

在化疗或口服化疗药物期间，中医药治疗恶性肿瘤的目的主要是减毒增效。中医药联合化疗在减轻化疗毒副反应、延长生存期及提高生活质量上可能有一定优势。如参附注射液、参芪注射液、康

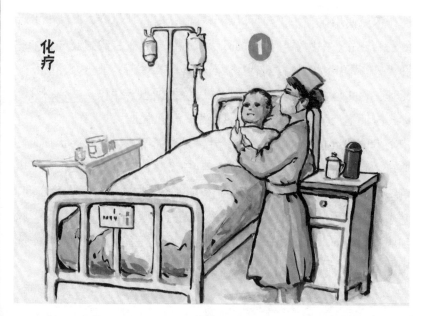

图22

艾注射液或艾迪注射液均有一定的化疗减毒或增效作用。

　　化疗期间，中医仍按"辨证＋辨病＋对症"的模式进行论治，区别是适当加大对症类药物比例，减少辨病药物比例。如化疗后患者易出现纳差、恶心呕吐及骨髓抑制等，在辨证论治基础上加用炒谷芽、炒麦芽及炒山楂以健脾开胃；砂仁、苏梗、木香以行气止呕；鹿角霜、黄精、紫河车、补骨脂、骨碎补等补肾壮骨生髓。

　　通过综合分析国内外文献得出，目前中医药联合化疗的作用可体现在四个方面：① 可提高人体对化疗的耐受性，增加化疗完成率和治疗依从性；② 可通过平衡扶正祛邪，增加化疗远期疗效和瘤体稳定率；③ 可减轻化疗引起的毒副反应及并发症，其中以骨髓抑制（白细胞、粒细胞减少）、消化道反应（恶心、呕吐、腹泻）改善最为明显；④ 相对于单纯化疗，可提高患者整体生活质量。

中医在肿瘤放疗期间的应用

放射治疗（图23）虽然只有百余年的历史，但它的发展非常迅速。据权威统计，有80%以上的肿瘤可以采用放疗进行根除或姑息治疗。目前临床开展的放疗主要在头颈部、胸部、腹部、四肢软组织、骨骼、妇科等肿瘤上有较好的效果。如鼻咽癌、喉癌等肿瘤是以放疗为首选治疗手段的。

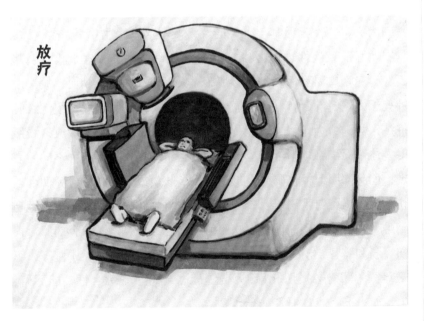

图23

放疗的优点：① 在术前进行放疗可以帮助患者缩小肿瘤，提高切除率，降低肿瘤的复发率；② 许多早期鼻咽癌、皮肤癌患者，放疗后病情得到较好的控制或痊愈，以此来获得长期的生存；③ 皮肤癌、宫颈癌、前列腺癌和食管癌患者接受放疗效果较好，对患者的咀嚼、发音、进食、排便等功能不会造成影响；④ 晚期癌症患者可能出现颅内压增高、呼吸困难和骨痛等状况，经过放疗症状可以得到减缓。

此外，放疗也存在一些缺点：如肿瘤的治疗频次高，常规放疗采用每天 1 次，一周 5 次，一个疗程大约需要 1~2 个月；放疗后存在一些并发症和不良反应，严重者会丧失部分功能；对于部分晚期癌症患者，采取放疗并不能达到理想效果。

中医学认为，放射线致病具有"火热毒邪"的特点，多主张将其归为火毒一类，但其与单纯的"火"邪致病特性并不完全一致，具有明显的致病性（攻击和杀伤性）。射线辐射，火毒上攻，引起面红目赤、口渴喜饮、发热心烦等；火毒伤津，耗气动血，故出现神疲乏力、短气懒言、口干燥热等；火毒聚结，易致局部组织红肿疮疡，甚则溃烂化脓，不能及时控制，日久则难以愈合。放射线照射人体不同部位，引起相应部位的脏腑组织损伤而有各种不同的表现，如胸部照射损伤肺脏，出现咳嗽、咳痰或干咳；照射鼻咽部损伤肺胃，出现口舌干燥、口渴喜饮；照射颈部损伤食管，出现吞咽困难、进食灼痛感；体表皮肤照射可出现红肿、溃烂；腹部照射损伤胃肠和膀肾，出现腹痛腹泻、尿频尿急，甚至便血、尿血等；躯干部位的照射会损伤肝肾，引起恶心、呕吐、乏力、性功能障碍、生殖能力下降或丧失等。

中医与放疗结合治疗，不仅可以弥补放疗局部作用的不达，也可以减少治疗后遗症以及不良反应，提高肿瘤患者的生存率和生活质量，治疗效果明显高于单独放疗。具体表现为：

（1）可改善放疗后的炎症反应，减轻放疗后的黏膜损伤。如半夏泻心汤、增液汤、玉女煎等中药复方可以显著改善放疗后口腔溃疡并提高放疗效果；黄芪扶正颗粒、解毒生肌方、桃花四物汤改善放疗后的食管炎症；单味中药吴茱萸、肉豆蔻、川芎及经典药方痛泻要方、参苓白术散、芍药汤等可改善放疗后的肠道炎症反应。

（2）可改善放疗后的骨髓抑制，减少白细胞、血小板、血红蛋白等三系下降的发生率。骨髓抑制与中医的肝脾肾密切相关，疏肝理气、健脾补肾能改善放疗后白细胞、血小板、血红蛋白的减少。如健脾补气的中药：黄芪、山药、党参、白术；疏肝理气补血中药：当归、柴胡、郁金、香附；补肾中药：仙灵脾、黄精、菟丝子、女贞子等。

（3）可改善放疗后的免疫抑制，增加放疗的敏感性，提高患者的生活质量。单味中药人参、灵芝可以通过增加 T 和 B 淋巴细胞增殖、调节 Th1/Th2 平衡，减少放疗后的免疫损伤。中药复方健脾益气方、健脾补血方等通过激活机体非特异免疫功能，刺激 T 淋巴细胞活性，增加机体的免疫力，提高患者的生活质量。

中医药在肿瘤介入治疗期间的应用

随着科学技术的进步，肿瘤治疗手段的多样化，肿瘤药物的改进，设备的更新，恶性肿瘤的疗效有了较大的提高。目前，各类实体肿瘤的治疗一般不主张单一方法，联合治疗可弥补各自不足，提高疗效。除手术、放化疗、中医药等手段外，介入治疗（图24）在恶性肿瘤的治疗中发挥着十分重要的作用。

介入治疗包括肿瘤的血管介入和非血管介入。血管介入适用于肺癌、肝癌、食管癌、胰腺癌、胃癌、结直肠癌等的治疗，其全称可以统称为经导管动脉灌注化疗栓塞术。因其肿瘤局部化疗药物浓度高，不良反应小，疗效较高，越来越受到肿瘤患者的青睐。而介入治疗的药物涉及方方面面，通常来说，静脉所用化疗药物均可用于介入治疗中。此外还有非血管介入，包括射频消融术、微波消融术、胆道支架植入术、食管支架植入术、肠道支架植入术等。有文献报道，射频消融术、微波消融术的无瘤生存率和总生存率与手术治疗相当，是临床治疗中较为安全有效的方法，有可能提高患者的

当癌症遇上中医

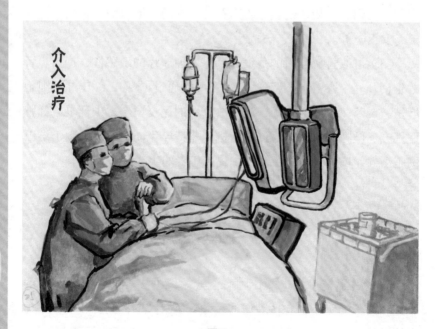

图24

整体生存率。

中药在肿瘤介入治疗方面的应用越来越广泛，常用的包括：羟基喜树碱、华蟾素、斑蝥素、莪术油、榄香烯乳剂、鸦胆子油、康莱特注射液、艾迪注射液、复方丹参注射液；栓塞制剂有华蟾素精微球、羟基喜树碱微球、莪术醇微球、华西蛇毒微球等；其他剂型有白芨胶、白芨粉等。单纯应用中药介入治疗恶性肿瘤目前相对较少，还有待于进一步研究开发。基于目前应用情况，用于介入治疗的抗癌中药制剂应具有如下特点：① 低毒，不良反应少；② 缓释作用、载体作用和栓塞作用；③ 便于定期灌注栓塞；④ 具有多途径的抑瘤作用。

对中药介入治疗恶性肿瘤的研究还应继续加强基础研究，开发多种剂型，尤其注重开发具有确切疗效的中药制剂和剂型；加强中药制剂的作用机制、作用环节和作用靶点的研究。恶性肿瘤是一个不断发展的生物学过程，不是单纯的形态学实体，复合中药制剂可能具有更重要的作用。

中医药在肿瘤免疫治疗期间的应用

肿瘤免疫治疗是指一种调动患者自身免疫细胞来治疗癌症的方法。人体内的细胞分裂每时每刻都在发生，不可避免地会出现遗传变异。在正常人体内，免疫系统会及时清除突变细胞，防止癌症的发生。然而，在免疫力低下的人体内，当细胞中几个重要基因发生突变时，癌细胞会急剧增殖，最终在与免疫系统的长期斗争中占据上风，从而引发癌症。因此，重塑机体免疫功能可以自然杀伤癌细

治法篇

· 医无中西，协同抗癌 ·

61

胞，这个过程称为肿瘤免疫治疗或肿瘤生物治疗。

肿瘤免疫治疗可分为两种类型。一类是非特异性免疫治疗，它不针对肿瘤进行特异性靶向，非特异性提高全身免疫功能来治疗肿瘤，类似于中医的"扶正治疗"；另一类是特异性免疫治疗，即激活肿瘤特异性免疫细胞，这是目前业内的主流方法。有两种特异性免疫治疗方法。一种方法是原位激活大量残留在患者体内并已灭活的肿瘤特异性免疫细胞。如 PD-1 抗体治疗各类恶性肿瘤的有效率为 17% ～ 87%。第二种方法是在体外修饰和培养特异性免疫细胞，然后将其大量注射到体内进行治疗，包括转基因 CAR-T 细胞和 TIL 细胞治疗。其中，靶向 CD19 抗原的 CAR-T 治疗复发难治性 B 细胞白血病的有效率为 90%。未来，免疫治疗将成为恶性肿瘤重要治疗方法，甚至有可能取代化疗的地位。

中医理论认为阴阳失衡、正虚邪盛是癌症发生发展的关键。因此，调整阴阳、扶正祛邪是癌症治疗的重点。中医强调通过调整阴阳、扶助正气达到阴平阳秘、正气充足的机体平衡状态，从而实现抑制肿瘤生长、改善患者临床症状、提高患者生活质量等目的。这与现代医学中，通过打破免疫耐受、逆转免疫逃逸，从而重建机体正常免疫功能、增强抗肿瘤能力的肿瘤免疫治疗的基本治疗思路契合一致，两者具有异曲同工之妙。

中医肿瘤免疫治疗主要是通过扶正祛邪类中药的双向免疫调节来实现的。其作用主要体现在强者折之、弱者济之、亢者抑之、陷者举之，即通过调治阴阳、气血、脏腑等，来纠正机体过亢或过低的免疫状态，使之重新恢复并维持免疫稳定，发挥扶正祛邪的双重作用。扶正类中药多为补益类中药，研究发现补益类中药有效成分之一的中药多糖具有很好的免疫调节抗肿瘤作用，尤其是香菇多糖、黄芪多糖、灵芝多糖等在临床抗肿瘤治疗中被广泛应用。祛邪类中药多为清热解毒和活血化瘀类中药，可以协同机体对抗炎症、超敏反应、自身免疫性疾病和排斥反应等，维持免疫内环境稳态。

中医学扶正抗癌法是肿瘤免疫治疗的具体体现，扶正抗癌思想将从理论上促进肿瘤免疫治疗的发展，指导其临床应用。目前，中医药抗肿瘤免疫调节作用已经得到公认，但具体的作用机制及免疫治疗靶点尚未明确，因此，中医药需运用免疫学新技术，深化基础研究，为肿瘤免疫治疗的进一步发展奠定基础。

❧ 中医药在营养支持方面的应用 ❧

恶性肿瘤患者营养不良的发生率非常高，为 40% ～ 80%。这不仅影响患者生活质量，而且会导致抗肿瘤治疗耐受性下降等并发症的增加。因此，恶性肿瘤患者接受营养支持是提高生活质量、提高抗肿瘤治疗效果的有效手段。

恶性肿瘤的进展是一个动态发展的过程，根据病情的不同发展阶段，进行营养支持的目的有所不同。在积极的抗肿瘤治疗阶段，目的是增加抗肿瘤治疗的效果，维持器官功能，减少并发症和不良反应的发生。在晚期姑息治疗阶段，目的是维持日常居家生活，改善生活质量。营养支持的主要目的不是治愈癌症，而是治疗营养不良。通过改善营养状态来改善器官功能、免疫状态，减少抗肿瘤治疗引起的不良反应，从而发挥改善患者预后的作用。营养支持应早期使用，才能发挥其最大的效果。虽然营养支持目前不需要作为手术、化疗、放疗的常规辅助方法，但如果患者存在严重的营养不良，或胃肠道不良反应明显，或不能进食等情况时，均必须使用营养支持。

恶性肿瘤患者的营养支持也应遵循营养支持的一般原则，当胃肠道有功能且可以安全使用时，首选肠内营养支持途径。肠内营养支持的优点是符合生理、保护胃肠道屏障功能、价廉、使用方便。肠外营养支持适应于短肠综合征、放射性肠炎、肠梗阻的患者。但在肠内营养治疗过程中也会因各种原因，包括病情、营养液的种类、操作者的技术等发生相关的并发症，增加患者痛苦。常见的并发症有恶心、呕吐、腹胀、腹泻、便秘等。对此，中医药则可以通过辨证论治取得满意的疗效。常用的中药有人参、党参、当归、黄芪、白术、茯苓、生地黄等；常用的方剂有四君子汤、当归补血汤、补中益气汤、参苓白术散等。肠外营养是指经静脉为无法经胃肠摄取及利用营养素的患者提供包括氨基酸、脂肪、糖类、维生素及矿物质在内的营养素，以抑制分解代谢，促进合成代谢并维持结构蛋白的功能。肠外营养也是肿瘤营养治疗的重要组成部分，尤其是对于消化道肿瘤的患者，肠外营养可以供给基本的营养消耗，增强患者的免疫力，改善患者的生活质量。中药制剂可以单独应用或与肠外营养联合应用，增强疗效。常用的有康艾注射液、康莱特注射液、得力生注射液、生脉注射液、参芪扶正注射液等。临床研究发现，这些制剂在提高机体免疫力的同时，还有散结消症，抗肿瘤的作用。

营养支持并非肿瘤的特定的治疗方式，而是临床综合治疗中不可缺少的一部分，将影响整个疾病的进程。但是我国肿瘤患者营养治疗的实际情况却不尽如人意，临床营养诊断及治疗水平偏低，临床营养学科人才缺乏等因素严重制约了当前营养学科的发展。进一

当癌症遇上中医

步发掘中医药与现代营养支持相结合的模式，发挥中医药的优势，有利于改善肿瘤患者营养支持的效果。

中医在肿瘤心理治疗中的应用

心理因素在肿瘤的发生、发展及转归中起着重要的作用。在中医古籍中，精神致病的论述较多，认为人的喜怒哀乐、七情六欲，无时无刻不在活动和变化之中，变化不当则可能造成心理损伤。古代医学著作中记载有精神调病（心理治疗），《外科正宗》记有"郁怒伤肝，思虑伤脾，忧思郁结，所愿不随，脾气受阻，肝气横逆，致使经络淤阻，积聚成块……"

如食管癌患者，常常有暴怒暴忧、七情所伤的经历，气滞、气郁、气结则生痰，痰气博结，阻于食管，日久发病。日常生活中和临床见到的肝癌、乳腺癌、胃肠道癌等患者中，不乏生活坎坷、不幸遭遇等经历，经过长期压抑、抑郁、郁怒、悲愤，伤肝损脾、经络阻滞、气血不通、凝结成块。心理因素对疾病的发生是一种"促进剂"，又是一种"诱生剂"。具备良好的心理素质，是防范疾病发生的基本条件之一，但是生活中难免会有喜、怒、忧、思、悲、恐、惊的七情变化。当七情变化过度时，不但会增加健康人肿瘤发病的风险，而且对于肿瘤患者的预后也有着不小的负面影响。因而，癌症患者也非常需要心理治疗。

中医认为："百病皆生于气"，这里的"气"指自然之中的大气及人体中的各种气，身心统一，治神为先。在这一思想指导下，首先应该了解和理解患者患病之后的各种心理变化。医生、亲属及亲友应向患者介绍如何治疗癌症和怎样康复，使患者解除或减轻郁闷的心情，达到疏肝理气的治疗目的，并使患者树立起信心，与医生密切配合以取得最佳康复效果。

由于癌症属于难治性疾病（难治不等于不治），不易早期发现，出现症状时，往往已到中期甚至晚期，给患者及家属造成极大的打击，使其认为得了癌症，就等于"判了死刑"，因此，患者多会产生恐惧心理，造成精神上萎靡，导致病情进一步加重。此时，医生和家属应给予患者多方面的开导，寻求一些摆脱困境的办法，让患者走出心理阴影。古代医家孙思邈认为，"世人欲识卫生道，喜乐有常，真怒少"，即在任何情况下，常喜乐，节制悲怒，避免气机紊乱，才能更好地维持脏腑气血的正常运行。对性格开朗的患者，可以把病情及治疗方法等都如实告之，以求得患者在治疗上与医生配合。《黄帝内经·灵枢·师传》曰："告之以其败，语之以其善，导之以其便，开之以其苦，虽有无道之人，恶有可不听乎"，其意思是，话不说不明，理不讲不通，语言也是心理治疗的重要工具，运用语言工具解除患者的疑虑，使其处于一种良好的心理状态，从而增强其战胜疾病的信心，积极配合治疗。此外，中医辨证施治、情志护理、穴位按摩、药膳等方式，能有效缓解患者的身心疼痛，对提高患者的生活质量具有重要临床应用价值。

当癌症遇上中医

病种篇

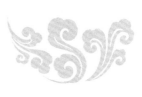

中西相合，防治肿瘤

本篇列举了部分临床常见的恶性肿瘤，介绍了中西医对常见恶性肿瘤的认知，以及肿瘤常见的中医辨证方法，肿瘤的治疗，肿瘤常见并发症及癌症疼痛的处理。通过结合临床，中西医互参并用，介绍了每一肿瘤的各种规范的诊疗方法，单方验方，饮食调护，预防保健及预后随诊等。

❦ 胃癌的中西医结合治疗 ❧

胃癌是指原发于胃黏膜上皮组织的恶性肿瘤。全球大约 42% 的胃癌患者在中国。我国胃癌有"三高三低"的特点：发病率高，转移率高，病死率高；早期诊断率低，根治切除率低，5 年生存率低。胃癌发病是多因素、多步骤参与的复杂过程，如饮食摄入不科学不合理、幽门螺杆菌感染和人类疱疹病毒感染、遗传因素、基因调控、胃癌癌前状态等都是引起胃癌发病的重要原因。胃窦部癌占一半以上。

凡下列情况，应高度警惕并作体格检查：

（1）40 岁以上，特别是男性，近期出现原因不明的无节律的中上腹不适、疼痛，并伴有食欲不振、进行性消瘦、贫血、呕血、黑便或大便隐血阳性；

（2）胃溃疡经严格内科治疗无效，X 线钡餐提示溃疡扩大者；

（3）慢性萎缩性胃炎伴肠化生或不典型增生者；

（4）良性溃疡但胃酸缺乏者；

（5）X 线钡餐发现胃息肉直径 >2 cm 者；

（6）胃切除术后 10 年以上者。

手术是早期胃癌的主要治疗手段，而化疗是晚期胃癌的主要治疗手段，结合分子分型，可以选择靶向治疗；免疫治疗的出现也为胃癌的治疗提供了新的选择，也部分改善了晚期胃癌的预后。所以，胃癌的早期发现非常重要。

中医古籍有很多关于胃癌的记载，例如"噎膈""反胃""胃脘痛""伏梁""积聚""癥瘕"等。饮食不节、情志内伤、素体亏虚等原因均可引起食积、气滞、痰凝、热蕴、血瘀等互结为患；久病则可出现胃阴亏虚，脾胃虚寒和脾肾阳虚等本虚证。胃癌早期多实证，肝胃不和者以疏肝和胃、降逆止痛为原则；瘀血内阻者以活血化瘀，清热解毒为原则；中期虚实夹杂，宜扶正和祛邪相结合；晚期正气虚衰，宜扶正为主，包括益气养血、滋阴、温阳、健脾补肾等方法。

中医药治疗可以贯穿于胃癌治疗的各个阶段，它可预防和治疗癌前病变，也可减轻胃癌术后及放化疗后的毒副反应及并发症，长期坚持服中药可稳定病情，减少复发转移，提高远期疗效。对晚期患者来说，"带瘤生存"的理念已为越来越多的患者所接受。中药治疗可改善症状，提高生存质量，延长生命。

结直肠癌的中西医结合治疗

结直肠癌是指大肠黏膜上皮的恶性肿瘤，是最常见的消化道恶性肿瘤之一。近年来，我国结直肠癌的发病率和病死率逐步升高，已位列肿瘤总发病率的第 4 位，死亡率第 5 位。本病起病隐匿，早期可无明显症状，或仅见粪便隐血阳性。随着病情的进展，病灶不断增大而出现一系列的临床表现，比如排便习惯改变、大便性状改变、腹痛或腹部不适、腹部肿块及全身症状，包括消瘦、乏力、低热等。

外科手术为主要的治疗手段，是唯一可能根治结直肠癌的方法。经以根治性手术切除为主的综合治疗后，5 年生存率超过 70%，而伴有远处转移的结直肠癌患者 5 年生存率不到 10%。20%～25% 的患者在初次就诊时即发现有同时性肝转移，这类结直肠癌患者生存期缩短至 5～10 个月。新辅助化疗用于术前，主要用于提高手术切除率；用于术后，目的是消灭根治术后或放疗后的残留病灶。姑息化疗主要针对晚期或术后复发转移的结直肠癌患者，通过化疗能使患者的生存期延长，生活质量提高。晚期结直肠癌的治疗目前也取得了很大进展，针对表皮生长因子受体的西妥昔单抗和帕尼单抗、针对血管内皮生长因子受体的贝伐单抗和蛋白激酶抑制剂瑞戈非尼等的出现，给晚期患者带来了明显的生存获益；免疫治疗也作为转移性结直肠癌二线或三线治疗中可选的药物。

中医学认为，结直肠癌病因主要有素体虚弱、脾肾不足、饮食因素、起居不节、感受外邪、忧思抑郁等因素，使脾胃受损或脾肾亏虚，运化失司，湿浊内生，湿毒瘀搏结肠道，久成积块。因此，在治疗中常着重以下特点。

1. 扶正为本，尤重健脾

脾胃虚弱是结直肠癌发生、发展的根本原因，邪毒内侵是结直肠癌发生的外部条件，在治疗上通过扶助正气，增加机体抗病能力，有效遏制邪毒侵袭，从而达到祛邪的目的。因此，扶正应贯穿治疗的始终，尤其重视健脾。正如《活法机要》中云："壮人无积，虚人则有之。脾胃怯弱，气血两衰，四时有感，皆能成积。"

2. 腑气以通为用

大肠为六腑之一，六腑"以通为用，以降为顺"，大肠司传导之职，结直肠癌因恶性肿瘤滞碍肠道的通畅，继而阻滞气血、水湿的运行。因此，治疗应根据"六腑以通为用""泻而不藏"之生理特点，消除肠道肿块，通下腑中浊毒、瘀血等病理产物。

3. 中药内服和保留灌肠并举

国医大师刘嘉湘教授擅长应用中药内服与保留灌肠并用的方法治疗结直肠癌。中药内服可以调整全身气血阴阳的失衡状态，提高机体抗病能力，从而达到稳定癌灶的目的，配合中药保留灌肠，可以使药物与癌灶直接接触，更好地发挥药物的治疗作用，可谓一举两得、双管齐下。

❀ 肺癌的中西医结合治疗 ❀

肺癌的发病率和死亡率增长最快，对人群健康和人的生命威胁最大。目前认为吸烟是肺癌最重要的高危因素；长期接触铍、甲醛等也会增加肺癌的发病率；空气污染，特别是工业废气等均能引发肺癌。根据解剖学部位划分，肺癌可分为中央型肺癌和周围型肺癌。按组织病理学划分，肺癌主要分为非小细胞肺癌和小细胞肺癌，而非小细胞肺癌可以分为鳞状细胞癌、腺癌和大细胞癌等。中央型肺癌症状出现早且重，可表现出相应的胸腔内症状，包括咳嗽咳痰、咯血、声音嘶哑、吞咽困难等，远处转移可因转移部位不同而出现不同的局部和全身症状。周围型肺癌早期常无呼吸道症状，随着病情的发展，才出现相应的呼吸道症状。

手术治疗是肺癌首选和最主要的治疗方法，也是唯一能使肺癌治愈的治疗方法，手术前后联合放化疗可提高手术的治愈率和患者的生存率。此外，随着精准医疗的发展，基因驱动阳性的患者还可以应用相应的靶向药物治疗。比如对特定表皮生长因子突变患者，相比于化疗，使用表皮生长因子靶向药物不仅不良反应小，生活质量高，而且平均生存时间也会延长。近年来，肿瘤的免疫治疗问世，免疫治疗是通过激发和增强机体的免疫功能或调节其免疫状态来控制和杀灭肿瘤细胞的。目前的癌症免疫疗法主要是以 PD-1 为靶点的免疫检查点抑制剂，其与传统的抗肿瘤内科治疗方法联用，能显著提高抗癌的有效率。

肺癌在中医学中属于"肺积"的范畴。中医治疗肺癌用药遵循益气养阴、清热化痰和解毒散结的原则。常用药物为补气药、补阴药、清热解毒药和化痰药，其次为利水消肿药、止咳平喘药、清热凉血药、补血药、理气药和破血消症药。关于肺癌的治疗，明代《医宗必读》中提出了分期治疗，指出："初者病邪初起，正气尚强邪气尚浅，则任受攻中者，受病渐久，邪气较深，正气较弱，任受且攻且补，末者，病魔经久，邪气侵凌，正气消残，则任受补。"此外，根据肺癌的病理病机，辨证论治肺癌时主要有：肺脾气虚证、肺阴虚证、气滞血瘀证、痰热阻肺证和气阴两虚五种证型；在辨证论治的基础上，可以加用具有抗癌作用的中草药，如白花蛇舌草、半枝莲、半边莲、藤梨根、红豆杉、马齿苋、土茯苓等；根据病情也可选择应用中成药，如康莱特软胶囊、消癌平片、华蟾素胶囊等。

中西医结合疗法可穿插于肺癌治疗的各个环节。肺癌术前可辅以中药方，如四君子汤、六君子汤、四物汤、归脾汤和六味地黄汤等，旨在补益气血、滋肝补肾、改善患者营养状态、提高耐受力等；术后可配以养气补血方，如人参养荣汤、补中益气汤等，旨在加速体力恢复、防止病灶转移。肺癌术后化疗患者采用中药辅助治疗，可在化疗的增效、减毒等方面发挥重要作用，并能有效改善患者食欲下降、白细胞降低和骨髓抑制等反应。目前中西医结合疗法已成为肺癌治疗的趋势，具有延长患者生存期、提高治愈率的优势。

肝癌的中西医结合治疗

肝癌即肝脏恶性肿瘤，可分为原发性和继发性两大类。乙型肝炎病毒（HBV）和丙型肝炎病毒（HCV）感染、黄曲霉素、饮水污染、酒精、肝硬化、性激素、亚硝胺类物质、微量元素等都与肝癌发病相关。继发性肝癌（转移性肝癌）可通过不同途径，如随血液、淋巴液转移或直接浸润肝脏而形成疾病。

根据肝癌的不同阶段酌情进行个体化综合治疗，是提高疗效的关键。治疗方法包括手术、肝动脉结扎、肝动脉化疗栓塞、射频、冷冻、激光、微波以及放化疗等方法。免疫治疗，中医药疗法在肝癌的治疗中也多有应用。

1. 手术治疗

手术是治疗肝癌的首选，也是最有效的方法。手术方法有：根治性肝切除，姑息性肝切除等。对不能切除的肝癌可根据具体情况，采用术中肝动脉结扎、肝动脉化疗栓塞、射频、冷冻、激光、微波等治疗有一定的疗效。原发性肝癌也是行肝移植手术的指征之一。

2. 化疗

经剖腹探查发现癌肿不能切除，或作为肿瘤姑息切除的后续治疗者，可采用肝动脉和（或）门静脉置泵（皮下埋藏灌注装置）作区域化疗栓塞；对估计手术不能切除者，也可行放射介入治疗，经股动脉作选择性插管至肝动脉，注入栓塞剂（常用药物如碘化油）和抗癌药行化疗栓塞，部分患者可因此获得手术切除的机会。

3. 放疗

对一般情况较好，肝功能尚好，不伴有肝硬化，无黄疸、腹水，无脾功能亢进和食管静脉曲张，癌肿较局限，尚无远处转移而又不适于手术切除或手术后复发者，可采用放射治疗为主的综合治疗。

4. 免疫治疗

常用的有免疫核糖核酸、干扰素、白细胞介素-2、胸腺肽等，可与化疗联合应用。

5. 中医药治疗

肝癌根据其临床表现可归属于中医"癥瘕""积聚"等范畴。宋代《圣济总录》云："积气在腹中，久不差，牢固推之不移者……按之其状如杯盘牢结，久不已，令人身瘦。而腹大，至死不消。"据此，肝癌的中医诊断为肝积较为贴切，其病因则主要为起居失常、情志失调、饮食失节，或感受外邪，或失治误治等导致人体脏腑功能失调，精、气、血、津、液等生化失常，日久则正气亏损导致病邪结聚于体内发展而来。

本病的病位虽在肝，但初起常累及中焦脾胃。肝癌患者经手术及化疗等治疗后常常出现乏力、食欲不振、腹泻便溏等脾胃损伤的表现。因手术、化疗、药物等不仅会直接损伤脾胃，肝病日久同样可以延及脾胃，且久病之人常常表现出焦虑、恐惧、忧虑等志虑不伸，亦可影响脾胃气机。久病致人体正气不足，邪气内侵，或饮食失节，情志失调导致肝失疏泄、中焦脾胃受损，脏腑功能失调不足以祛邪外出，则进一步导致气滞、血瘀、痰凝、湿阻等病理变化。当出现乏力、虚弱、纳差、腹胀、腹泻、心神不安等症状时，可予中药生黄芪、酸枣仁、仙鹤草、怀山药、橘络、石斛、灵芝、绿梅花、无花果、姜竹茹、炒谷芽等辨证组方。随着病情发展，脾胃受损，气血生化无源，不足以濡养肝体，日久肝体由实转虚，并累及下元，而出现肝肾亏虚的病理表现。在治疗上应遵循扶正祛邪、分期论治的基本治疗原则。初期以调和中州（脾为中州之官，调和中州就是调和脾胃的意思）、培土达木（疏肝健脾）为主；病久则应滋水涵木（滋养肾阴以养肝阴），濡养肝体。当出现乏力、腰酸、口干、腹胀水肿、舌红少津、脉象弦细等临床表现时，可用北沙参、仙鹤草、丝瓜络、炒白芍、石斛、女贞子、墨旱莲、麦冬、炒黄连、地龙、酸枣仁等中药组方辨证治疗。

乳腺癌的中西医结合治疗

乳腺癌目前被认为是一种全身性疾病，需要综合运用多种治疗方法。乳腺癌的现代医学治疗手段主要包括：

1. 手术治疗

对于早期、中期甚至部分晚期的患者来说，手术是最有效的治疗手段，不但能够清除病灶，而且能够明显地降低复发率。手术方法包括根治法、改良根治法和保乳法。

2. 化疗

就是用细胞毒性药物通过细胞代谢作用阻滞肿瘤细胞的分裂生

长来降低手术后患者的复发率，也能够彻底清除手术未能解决的或者手术未能切除的肿瘤细胞。

3. 内分泌治疗

因为大半的乳腺癌患者雌激素和孕激素受体是阳性，存在内分泌反应，因此需要进行 5～10 年的内分泌治疗。

4. 靶向药物治疗

靶向基因阳性的患者运用靶向药物是有效和直接的治疗手段，可以使肿瘤明显缩小，并使复发率明显降低。

5. 放疗

就是利用一种或多种电离辐射来抑制和杀灭乳腺癌细胞的治疗方法。对于部分保乳患者，或者是分期比较晚，或者是对于分型不太好的患者来说，放疗也是一种重要的治疗手段。

中医学认为，乳腺癌是正气不足，邪气盛实所致，治疗上急则治其标，缓则治其本，灵活运用才能取得良好的疗效。中医药治疗适合于各个阶段的乳腺癌患者，早、中期的乳腺癌以手术、放疗、化疗、靶向为主，辅以祛痰散结兼扶正解毒的中药，以提高免疫，能保护或增强体内自然杀伤细胞的能力，减轻放化疗的毒副反应；手术、放化疗结束后，又以中医药治疗为主，抑制残留的癌细胞，还能增强激素调节作用，从而达到控制复发和抑癌的作用。晚期患者当以姑息化疗、靶向治疗、中医药治疗为主，扶正祛邪并重；或以扶正为主，佐以祛邪而治之。

应用中医药主要包括汤药、胶囊、丸剂、静脉注射用中成药针剂。汤药是指根据患者的体质特点，制定符合患者个人特点的处方中药，即辨证施治。乳腺癌可以分为：

（1）肝气郁结型，表现为情志抑郁，或性情急躁，胸闷胁胀，或伴经前期乳房作胀或少腹作胀。可以用《太平惠民和剂局方》逍遥散加减。

（2）痰结郁滞型，表现为胸闷、痰多、咳嗽、局部包块、麻木硬痛不移或溃烂流脓血、腐烂秽臭。可以用《医宗金鉴》五味消毒饮加减。

（3）冲任失调型，表现为经事紊乱，经前期乳房胀痛，或婚后从未生育，或多次流产史，舌质淡。可以用二仙汤合逍遥散、开郁散加减。

（4）正虚毒炽型，表现为肿块坚硬，溃破后渗流血水，不痛或剧痛。或者多发远处转移后出现精神萎靡，面色晦暗或苍白，饮食少进，心悸失眠。可以用《医宗金鉴》的参贝养荣汤加。

此外还有口服中成药，包括：平消胶囊、华蟾素胶囊或华蟾素片、小金丹、西黄丸。静脉注射用中成药针剂，包括：华蟾素注射液、艾迪注射液、鸦胆子油注射液、消癌平注射液。外治法仅作为内服药物治疗和其他治疗的辅助方法。如用于乳腺癌术后创面愈合欠佳者，予生肌散、白玉膏助其愈合；创面溃烂者，可予鲜猪殃绞汁湿敷；溃后创面出血者，则以棉花球蘸桃花散紧塞创口并予加压包扎。单靠局部外治常效果欠佳，在民间仍然流传着所谓的"烧掉"癌肿的方法，这种方法有引发炎性乳腺癌或促进转移的可能，不建议选用。

现在尚无证据提示按摩可以促进癌细胞发展。但是对于有骨转移等情况发生时，要禁止对颈胸腰背部及承重骨的按摩、针灸、拔火罐，否则容易引起病理性骨折。没有复发转移的也不建议在颈胸腰背部进行按摩、针灸、拔火罐、刮痧，因为理论上认为脊柱周围的静脉池中容易存在未形成病灶的微转移灶，所以不适宜进行上述的这些治疗方式。但可以在手心和足底按摩，也可以用中药足浴。还有研究显示，穴位推拿治疗乳腺癌患者术后患肢功能障碍，临床疗效显著，值得临床推广应用。总之，乳腺癌的中西医结合综合治疗是以内服汤药为主，必要时辅助外用药。

康复篇

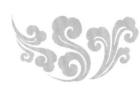

愈后防复，医养并重

中医学对肿瘤的康复疗法包括针刺、灸法、穴位刺激等，这些治疗方法在癌症患者的康复过程中起着非常重要的作用。通过正确有效的康复治疗，能够减轻癌症患者在精神和机体上的痛苦，在一定程度上恢复患者的自理与劳动能力，改善生活质量和延长生存时间。

❖ 针 刺 ❖

作为中医特色疗法的突出代表，针刺是一种绿色、环保、安全、无毒副作用的自然疗法，临床疗效显著，逐渐被人们广泛接受（图25）。《黄帝内经·灵枢》中记载："经脉者，所以能决生死，处百病，调虚实，不可不通。"

大量临床试验已证实针刺在改善肿瘤症状方面效果显著，如控制化疗所致的白细胞减少症，缓解患者恶心呕吐症状，减轻癌性疼痛，恢复神经损伤，改善肿瘤相关的疲劳、失眠等症状，调节患者焦虑情绪等，并能在肿瘤晚期姑息治疗中提高患者的生活质量。

以癌痛为例，现代医学对于癌痛治疗，通常是根据世界卫生组织的《癌症疼痛诊疗规范》确定的三阶梯止痛原则，予以口服药物

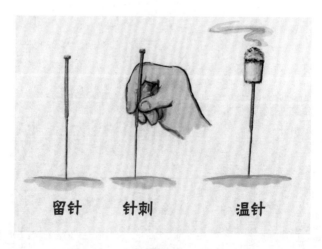

留针　　　针刺　　　温针

图25

当癌症遇上**中医**

止痛。内服西药主要有阿片类药物、非类固醇类抗炎药、双膦酸盐类药物等，并按照三阶梯原则给药，即：轻度疼痛使用非阿片类药物镇痛，随着疼痛加剧使用中效阿片类药物镇痛，疼痛进一步加重可以使用强效阿片类药物镇痛治疗。

而中医学认为，不通则痛，不荣则痛。从中医角度讲，癌痛主要是由于六淫邪毒、七情内伤，饮食作息失调，正气亏虚进而导致癌毒内郁，痰瘀互结，经络阻塞，经气不通，不通则痛。利用针刺穴位治疗癌痛，不良反应很少，感染率低，对机体创伤微乎其微，且其成本低廉，操作环保又方便，故临床使用较多。同时，针刺缓解癌痛的疗效是非常显著的，治疗类型多集中在癌症的原发病方面，目前疗效显著的前三种肿瘤分别是原发性的肝癌、胃癌、肺癌。针刺治疗癌痛，根据不同的病种，选择不同的穴位，进行不同程度的刺激。癌痛病因非常复杂，病情发展也难预测，但相关研究表明，针刺可以有效改善轻度和部分中度癌痛。对于中重度癌痛，通常采用联合疗法，例如将穴位埋线和中医外敷与针刺相结合，可有效改善中重度癌痛。

针刺治疗以中医的整体观念和辨证论治为基础，在肿瘤康复期，需要专业医务人员根据望闻问切四诊，进行辨证施治，灵活运用益气养血、清热解毒、理气通络、固本培元等取穴方式进行治疗。

❧ 灸 法 ❧

艾灸是一种中医传统治疗方法，与内服中药、针刺等方法并重（图26）。我国最早的医学专著《黄帝内经·灵枢》中有"针所

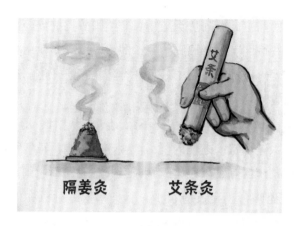

隔姜灸　　　艾条灸

图26

不为，灸之所宜"之说，证明艾灸治疗有其独到之处。目前，艾灸在临床上应用广泛，在治疗颈肩腰腿痛、内科以及妇科疾病等方面的疗效已经得到了认可。其实，灸法在针对肿瘤治疗方面也有着特殊效果。从典籍来看，《黄帝内经》中有灸法治疗癥瘕、积聚的记载；《外科证治全书》中也有用艾灸治"茧唇"（唇癌）、用黄蜡灸治"翻花疮"（皮肤癌）的记载。

由于肿瘤是一种消耗性疾病，患者往往会出现免疫力严重下降，同时伴有恶心、呕吐、食欲不振、失眠、疼痛、疲倦等不良反应，造成身体机能的恶性循环。艾灸具有温经通络、升阳举陷、行气活血、祛寒逐湿、消肿散结、回阳救逆等作用。用艾灸特殊的穴位，可以提高免疫力、缓解癌症不良反应。

以癌因性疲乏为例，它是一种主观的、痛苦的、持续的关于认知、情感、躯体的疲惫感或者疲乏感，是癌症患者常见的并发症之一，可归属于中医"虚证""虚劳"的范畴，有正气不足、脏腑虚损、气血阴阳亏损，同时或夹杂痰湿等证型。癌因性疲乏与肺、脾、肾三脏密切相关。故在选择艾灸穴位时主要以神阙、关元、足三里、天枢、气海、中脘、涌泉等腹穴为主。腹部为中焦所在，有任脉所过，是气机升降之枢纽，气血生化之源，又被称为"阴脉之海"。艾灸此处可以滋助生化之源，达到扶阴助阳的目的。脏腑阴阳得调，脾胃机能得复，则正气渐复，气血得养，周身疲乏随之消减。多项研究已经证明，艾灸对促进组织代谢，提升免疫功能，改善癌因性疲乏有良好效果。

在平时生活中，肿瘤患者该如何自己使用艾灸呢？这里简单介绍 3 个常用的适宜肿瘤患者的穴位：神阙、关元、足三里。这 3 个穴位都可以补元气，提正气，复气血，适合于大多数肿瘤患者。

1. 穴位位置

神阙穴位于肚脐的正中。关元穴位于肚脐正下方 3 寸（4 横指宽）处。足三里位于外膝眼下 3 寸（4 横指宽）、胫骨前肌上，左右腿各有一穴。

2. 操作方法

手执点燃的艾条，对准穴位，距皮肤 1.5 ～ 3.0 厘米处艾灸，以感到艾灸处温热、舒适为度。每周 2 ～ 3 次，每次 20 ～ 30 分钟为宜。操作时应注意温度及艾灸灰的掉落，避免烫伤。

此方法操作简单，患者无痛苦无负担，比较容易坚持治疗。这一简、便、廉的方法会给众多肿瘤患者带来更多的福音。

✿ 中医外治法 ✿

除了针刺、灸法、内服中药外，中医还有极具特色的外治疗法。传统中医利用中药通过穴位敷贴、熏蒸、擦洗等方式进行中医外治；现代中医则利用仪器演化出定向中药透药、穴位注射等新方法。

中医外治法的历史源远流长，广泛运用于内、外、妇、儿等各科，应对肿瘤也有颇多记载。《黄帝内经·灵枢·痈疽》有云："发于腋下赤坚者，名曰米疽（jū），治之以砭石，欲细而长，疏砭之，涂以豕膏。"典籍中的"豕膏"即是用猪的脂肪调制而成的外用软膏剂。近些年来，中医外治法以其独特的优势，在肿瘤的治疗与调护过程中发挥着越来越大的作用，在直接杀灭瘤体、治疗癌性疼痛、恶性腹水、放化疗后毒副反应，以及防治术后并发症等方面都有良好的疗效。

穴位敷贴疗法是指使用不同的中药敷贴于选取的穴位，药物通过透皮吸收及对经穴刺激而发挥局部或全身治疗作用。比如肿瘤患者放化疗后常出现便秘的症状，多取神阙穴进行穴位敷贴。中医学认为，脐为先天之结蒂，后天之气舍，系任脉之主穴，刺激该穴，能通过脐部的经络循行速达病所，起到疏通经络、调达脏腑、润肠通便的作用。常配合天枢、大肠俞（shù）、次髎（liáo）、腹结、关元、足三里等穴位一同使用。在药物选择方面，常用吴茱萸、（炙）大黄、厚朴、枳实、白芍、麻子仁、青黛、冰片等中药材，其中吴茱萸为温中散寒药，具有疏肝下气、温中散寒、开郁止痛、燥湿助阳的功能。多项研究表明，对肿瘤化疗患者进行穴位敷贴配合其他治疗，可有效预防和减轻化疗药物引起的便秘。

穴位注射是中医经络理论与现代医学相结合而形成的一种新的治疗方法，以人体经络为基础，结合相关中西医各类药物进行治疗。对于肿瘤化疗患者的多种不良反应，如恶心、呕吐、呃逆、白细胞减少、疲劳、癌痛等都有不错的疗效。选用药物形式多样，包括甲氧氯普胺、氟哌利多、异丙嗪、地塞米松等。

中医外治在保留自身特色的同时，也在不断自我革新，在肿瘤患者康复治疗的运用中起着不断更新的独特作用。

经皮穴位电刺激

经皮穴位电刺激是将传统医学和现代医学的神经化学学说相结合，利用电脉冲刺激穴位，以激发经气，调理气血，是一种简便、无创的针灸替代疗法。将电击垫粘贴在穴位上，而不是用针刺皮肤，结合了针刺和电刺激的优点。经皮电刺激相关穴位可有效改善患者临床症状。（图27）

再以癌因性疲乏为例，它是癌症患者常见的并发症之一，给患者的生活造成严重影响，甚至影响临床的治疗效果。主要诱因包括癌症本身、手术、放化疗、并发症、不良心理等。目前癌因性疲乏的发病机制尚未形成统一定论，可能与细胞因子失调、迷走神经传入兴奋异常、5-羟色胺调节紊乱、免疫功能低下等因素密切相关。

癌因性疲乏的现代医学治疗

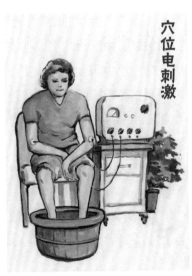

图27

主要包括：

（1）激素治疗：临床医学研究发现，癌因性疲乏的出现与肿瘤引起代谢状态的改变及内分泌紊乱有密切关系。糖皮质激素在体内发挥其促进或抑制等生物学作用时，与促肾上腺皮质激素分泌水平之间存在一定的调控关系，即反馈调节。恶性肿瘤患者血清皮质醇激素水平与患者疲乏程度相关。

（2）抗精神病药物治疗：哌醋甲酯是苯丙胺类中枢神经兴奋剂，有研究发现哌醋甲酯治疗癌因性疲乏有较好的效果，但因为此类药物缺乏足够的治疗机制证据，尚未广泛应用。

中医学认为，癌因性疲乏属于"虚劳"的范畴，与正气亏虚、阴阳气血不足相关，主要病机是脏腑经络功能衰退，气血阴阳失调，从而引起一系列以"虚证"为主要表现的慢性病的综合，最终形成热毒内蕴、气滞血瘀、痰凝湿聚、经络瘀阻等病症。中医根据不同证型，认为调和阴阳、重视补肾、建立中焦脾胃之气是治疗虚劳的关键。中医治疗当以扶正补气、增效减毒为主要原则，治疗方法包括内服中药、针刺、艾灸、推拿、耳穴贴压和导引术，必要时可采取多种手段联合治疗。经皮穴位电刺激疗法结合了现代医学神经刺激和中医穴位刺激，具有缓解疼痛、解除疲劳、补中益气、健脾益肾的功效。《黄帝内经》说："正气存内，邪不可干；邪之所凑，其气必虚。"因此，经皮穴位电刺激治疗癌因性疲乏所选穴位主要为气海、关元、足三里、中脘、神阙、太溪等补肾健脾益胃之穴，根据不同病患的不同证型，选取相应的穴位对癌因性疲乏进行调补，效果明显。

功法篇

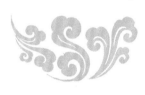

保生之术，在于运动

中医养生功法包括我们所熟知的太极拳、八段锦、五禽戏等。这些功法以调节呼吸、身体活动以及意识为手段，起到强身健体、延年益寿、防病治病的养生作用。中医养生功法能够行气活血，增强人体的消化吸收功能及心肺功能，使人的脏腑处于相对平衡状态，以达到精神宁静、身轻体健的目的。同样，这些养生功法对肿瘤患者也发挥着良好的辅助治疗作用。

❀ 太极拳 ❀

太极拳起源于河南省温县陈家沟，明末清初由陈氏家族研究创编，先在陈家沟传承了百余年，清中期至民国时期开始对外繁衍传播，经各代弟子的不断学习和改编，逐渐衍生出杨氏、吴氏等多种太极流派。新中国成立后，太极拳成为社会文化和人民体育事业的一个组成部分，得到了蓬勃发展。

太极始于无极，分两仪，由两仪分三才，三才显四象，演变八卦。中国传统主流哲学的思维方式可以用太极思维概括。陈氏太极创编之初，就结合了中国传统养生功法中的导引吐纳之术，故有祛病健身、防病延年之功效。（图28）

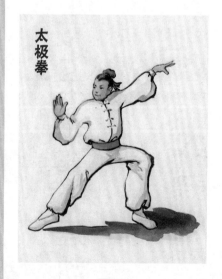

图28

练习太极拳可以调节练习者的自身呼吸，以及身体姿势和意念，使焦虑、愤怒、紧张的情绪得到有效缓解，使人达到一种神聚、心净的状态，有效改善练习者负面情绪。练习太极拳时，全身的肌肉都可以参与进来，从而使人体的肌肉运动更加协调，同时骨骼和关节周围的韧带也能得到强化，增强人体运动系统机能，提高身体运动协调性和平衡性。作

当癌症遇上中医

为一种传统的有氧中医体育运动，太极拳不仅对华夏民族的身心健康有深远影响，现在也广泛被西方国家接受。坚持练习太极拳能够带来主观感受、社会活动效益、情感职能的优化，增加生活积极性，提高生活质量。

临床医学研究发现，太极拳对癌症患者的影响主要体现在手术后患者的体质改善方面。太极拳作为一种轻中度的有氧运动，适合长期锻炼，对肿瘤术后患者的长期干预包括患者的心理方面（焦虑情绪、睡眠质量、抑郁情绪等）、生理方面（心肺功能、肢体功能、生活能力等）、社会方面（孤独、无助感、认知社会支持感等），都有明显的改善作用。癌症的现代医学治疗可能引起诸多毒副作用，例如各系统功能障碍等，而太极拳运动讲究调身、调息、调心，长期坚持锻炼太极拳，可调整人体阴阳平衡，舒经活络，调理脏腑，起到强身健体的作用，不会有不良反应。现代医学研究认为，太极拳能刺激中枢神经系统释放放松的信号，缓解小动脉痉挛，改善肢体血液循环，抑制肿瘤坏死因子分泌，从而保护人体脏腑功能。

由此可见，太极拳在肿瘤患者术后的康复以及提高生活质量方面，可以说是具有很重要的推广意义。

八段锦

八段锦是中华文化传统的导引养生术之一。其来源说法不一，民间传说八段锦出自八仙，由八仙之一把画刻在石壁上得以流传于世。有关八段锦的最早记载来源于北宋的《夷坚志》："政和七年，李似矩为起居郎……尝以夜半时起坐，嘘吸按摩，行所谓八段锦者。"此后，八段锦经宋元明清发展，逐渐成形，演变至今成为一种成熟的养生功法。八段锦分为立式和坐式，功效相同，对癌症患者增强体质具有较好的效果，练习人群可根据自身条件，选择不同的练习方式。

八段锦功法节奏缓慢，动作轻柔，强调的是精神与动作之间的有机结合。坚持练习八段锦可以提高机体免疫力，改善全身血液循环，缓解脾胃不适，还可以防治心理疾病。

八段锦分为八个组合动作，每段作用各有不同。

第一段，双手托天理三焦（图29）。这一段以调理三焦为主，还可舒胸、消食、固精益肾、强筋健骨、解除疲劳等，对癌因性疲乏有很好的缓解作用。

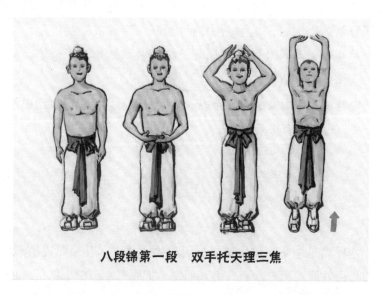

八段锦第一段　双手托天理三焦

图29

第二段，左右开弓似射雕（图 30）。这一段的主要作用在于改善颈椎、胸椎以及上中焦各脏器功能。

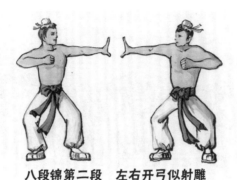

八段锦第二段　左右开弓似射雕

图 30

第三段，调理脾胃臂单举（图 31）。这一段可以增强肠胃蠕动，提高消化功能。

第四段，五劳七伤往后瞧（图 32）。这一段可改善颈部疲劳，解除中枢神经系统疲劳。

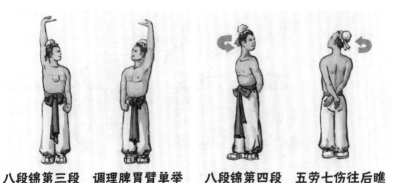

八段锦第三段　调理脾胃臂单举　　八段锦第四段　五劳七伤往后瞧

图 31　　　　　　　　　图 32

第五段，摇头摆尾去心火（图33）。这一段可消除交感神经兴奋，可降心火。有助于任、督、冲三脉的运行。

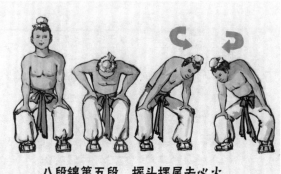

八段锦第五段　摇头摆尾去心火

图33

第六段，双手攀足固肾腰（图34）。这一段主要在于补肾气，强筋骨，提高癌症患者的免疫力。

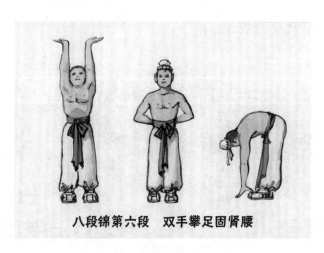

八段锦第六段　双手攀足固肾腰

图34

第七段，攒拳怒目增气力（图35）。这一段可使大脑皮层和植物神经兴奋，有利于气血运行，改善癌因性疲乏的症状。

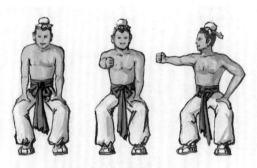

八段锦第七段　攒拳怒目增气力

图35

第八段，背后七颠百病消（图36）。这一段有利于脊髓液的循环，增强脊髓神经功能，进而增强全身神经的调节作用。

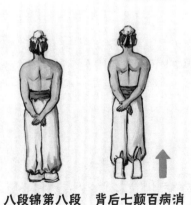

八段锦第八段　背后七颠百病消

图36

目前，针对八段锦功法改善癌因性疲乏相关的研究很多，不少研究提道，八段锦可以有效缓解患者焦虑抑郁的情绪，减轻癌因性疲乏，促进肿瘤治疗后的功能康复，提升患者的生活质量。

❦ 五禽戏 ❧

五禽戏起源于安徽亳（bó）州，是东汉医学家继承古代养身术，根据中医阴阳五行、气血经络脉象规律，通过观察虎、鹿、猿、熊、鸟五种动物的形象动作，创作的一种养生功法。最早对五禽戏有记载的是西晋的《三国志·华佗传》："吾有一术，名五禽之戏。一曰虎，二曰鹿，三曰熊，四曰猿，五曰鸟。"后至魏晋南北朝时期，五禽戏得到迅速发展和引用。到隋唐时期，五禽戏已经成为一种老百姓生活中非常流行的运动。经过各个时期的发展与改编，五禽戏已经成为一种大众接受度较高的养生功法。

五禽戏发展至今，有过很多版本，但万变不离其宗，即虎戏、鹿戏、猿戏、熊戏、鸟戏（图37）。练习五禽戏可以起到运行气血，预防疾病的作用。现代医学临床研究发现，五禽戏对促进患者身体恢复产生有利影响。不仅可以调节机体的免疫功能，同时也有利于增强机体的骨密度和平衡能力，具有较高的健身价值。

现代医学研究了猿戏功法锻炼对晚期肿瘤化疗患者的镇痛作用，发现五禽戏锻炼利用五禽戏姿势及练习心境，能使患者骨弱筋柔，生命充满生机，减少复杂的情绪和欲望，达到精、气、神的高度统一。五禽戏的众多版本中，针对肿瘤患者康复治疗，有灵猿戏

当癌症遇上中医

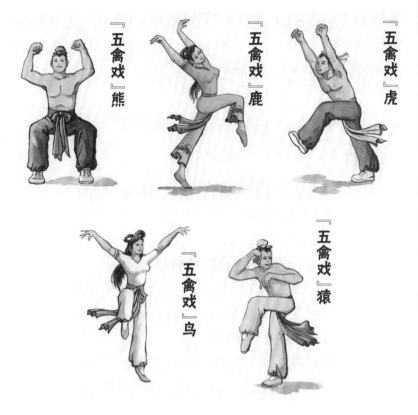

「五禽戏」熊

「五禽戏」鹿

「五禽戏」虎

「五禽戏」鸟

「五禽戏」猿

图37

笨熊功法，即熊戏和猿戏的结合。熊戏主脾胃，练习熊戏能起到四肢筋腱、肌肉发达、增长力气、灵活关节、强身壮体的作用。猿戏灵巧，仿效猿的动作，外可练肢体灵活，内可抑情志动荡，即可练心。心神主血脉，血脉疏通可提神，因此久练猿戏，能够灵活脑筋、增强记忆力、开阔心胸，也可防治健忘、心脑等疾病。而接受肿瘤放化疗的患者，由于其不良反应的影响，肢体痿弱，思绪紊乱，记忆力减退，遇事易烦躁，加上自身气血虚弱，缺乏运动，肢

95

体无力，将熊戏和猿戏相结合，利用熊戏锻炼患者的肢体，猿戏锻炼患者的心智，内外兼调，外强筋骨，内行气血，对增强患者的体质有很大的帮助。

❀ 易筋经 ❀

易筋经是中华传统养生功法之一，相传为古代少林大师在魏晋年间，闭关少林寺，待九年功毕后坐化，少林僧人在修缮大师闭关处时，得一铁函，后取出函中经书两部，一部名《洗髓经》，一部名《易筋经》。后经各个朝代不断精炼完善，形成一种强身健体的经典功法。所谓"易"，即变易阴阳，追求生命健康长寿的一种方法。"筋"并非字面理解下的解剖名词，而是中医意义上的经络。"易筋"者，即变易筋骨，弱者易之强，病者易之康。

易筋经通过调息和调身以达到调心的目的，从而维持脏腑功能平衡。现代研究表明，调息可以调节交感神经和副交感神经的张力，以此调整内脏器官的功能；调身可以使肌肉丰满富有弹性，维持关节的稳固性和柔韧度，改善心血管、消化系统的血液循环；通过易筋经中呼吸吐纳气息的调节、肌肉关节的锻炼，可以使人情绪得到改善，心神得到宁静。

易筋经共分十二式，要求练功者采用腹式呼吸，提肛，舌顶上腭，意守丹田，身心合一。包括韦陀献杵第一、二、三式，摘星换斗式，倒拽九牛尾式，击爪亮翅式，九鬼拔马刀式，三盘落地式，青龙探爪式，卧虎扑食式，打躬式，掉尾式。（图38）

临床医学研究发现易筋经对锻炼者自身心理益向调节效果显

著，可以消除心理负面情绪，激发自身活力，保持积极的情绪状态。这可以直接有效改善肠道的消化功能。易筋经运动量不大，讲究的是呼吸，吐纳气息调节，相对简单，容易操作。对癌症患者不失为一种值得推荐的锻炼功法。

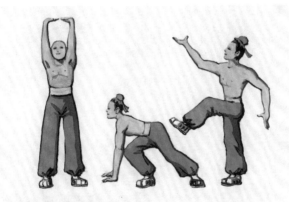

易筋经十二式①

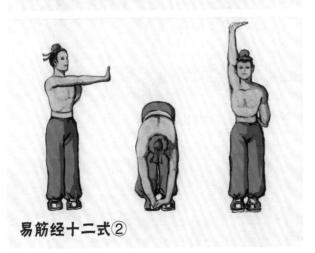

易筋经十二式②

图38

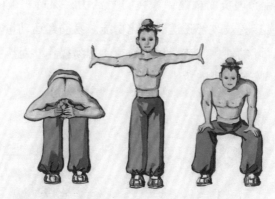

易筋经十二式③

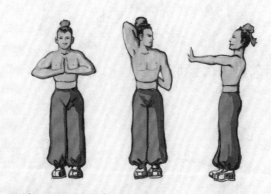

易筋经十二式④

图38（续）

当癌症遇上中医

食疗篇

以食为天，营战肿瘤

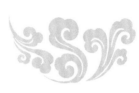

早在唐代，大医学家孙思邈就有言：「凡欲治疗，先以食疗，既食疗不愈，后乃用药尔。」精辟地提出食疗是未病先防最有效的方法。由于许多肿瘤的发生、发展、转归均与饮食存在一定的关系，所以有许多人希望通过饮食的调理来改善肿瘤患者的病情和生活质量。而中医学在食疗方面，积累了几千年丰富的理论和实践经验。在中医理论指导下的食疗，必将对肿瘤患者的调养与康复带来巨大的贡献。

中医食疗的理论基础

中药大多数是来自自然界的天然物种，是中国古代人民在长期生活、生产中，逐渐被认识和筛选出来的。其中有许多药材原本就是"药食同源"，也就是说，它原来就是可以食用的食材。在中医四大经典之一的《神农本草经》记载的上品药材多数属于这个范畴。《黄帝内经·素问·脏气法时论篇》认为："五谷为养，五果为助，五畜为益，五菜为充。"这明确提出了饮食在养生中的重要作用，而均衡的食物摄入对维持人体阴阳的平衡、气血的充盈、生理的健康，起着十分重要的作用。

中医理论是从"四气五味"来认识药材的，也称为"性味"。四气，是指寒凉温热；五味，是指辛酸甘苦咸。而对于食材的认识，中医也是从"四气五味"来认识的。我们的日常主食，也就是"五谷"，都是阴阳平和的食材，所以可以作为主食食用。而其他的食材多数在性味上有偏胜之处，这与中药材相似，但是中药材一般在性味上的偏胜更为明显而强烈，食材则相对要缓和许多。

其实，正是因为食材也具有四气五味的偏胜，才使得药膳具备了调节人体气血阴阳平衡的能力，使在中医理论指导下的食疗可以改善肿瘤患者的生活质量，促进肿瘤患者的治疗及康复。

当癌症遇上中医

肿瘤食疗的辨证施食

肿瘤患者中医食疗的运用，应该在中医辨证论治的理论指导下进行。我们可以简单地将肿瘤患者大致分为：气虚证、血虚证、阴虚证、阳虚证、痰湿证、气郁证、血瘀证、热毒证，共八个基本证型，下面一一进行说明。

1. 气虚证

气虚证见形体消瘦，少气懒言，语声低微，自汗气短，神疲健忘，舌淡苔白，脉虚弱。此证多见于肿瘤消耗，营养不佳者。

常用食材：人参、党参、太子参、茯苓、黄芪、白扁豆、山药、白术等。

药膳举例：补虚正气粥（《圣济总录》）。

组成：黄芪30克、人参10克、粳米100克、白糖若干。

功效：大补元气，健脾和胃。

制法：将黄芪、人参切片，用冷水浸泡30分钟，再用砂锅煮沸，煎出浓汁，再加入粳米和水煮粥，食用前加入适量白糖调味。

2. 血虚证

血虚证见面色苍白，唇甲淡而少华，常有眩晕、心悸、失眠，脉细弱。此证多见于肿瘤术后失血，或者慢性出血，也可以见于化疗后骨髓抑制的患者。

常用食材：阿胶、何首乌、当归、猪血、猪肝、熟地黄、白芍、鸡蛋等。

药膳举例：当归生姜羊肉汤（《金匮要略》）。

组成：当归 10 克、生姜 15 克、羊肉 500 克。

功效：温中补血，散寒止痛。

制法：以羊肉 500 克洗净，切块，于砂锅中煮沸后，文火慢炖，再加入当归、生姜，炖汤服用。

3. 阴虚证

阴虚证见潮热，盗汗，手足心热，心烦易怒，舌红少苔，脉细数。多见于肿瘤耗伤阴津，或者放化疗后正气受损，气阴两虚。

常用食材：龟、鳖、银耳、百合、梨、牛奶、玉竹、黄精、麦冬、桑葚等。

药膳举例：五汁安中饮（《新增汤头歌诀》）。

组成：牛奶、韭菜汁、生姜汁、藕汁、生梨汁。

功效：润燥养血，养阴益胃。

制法：以牛奶六成，其余汁液各一成的比例混合服用。

4. 阳虚证

阳虚证见面色㿠白，手足不温，大便稀薄，小便清长，腰膝酸冷，食欲不振，舌淡苔白，脉虚弱。多见于肿瘤后期，肾阳衰惫，或原本体质阳虚之人。

常用食材：葱、蒜、辣椒、丁香、仙灵脾、杜仲、肉苁蓉、巴戟天、补骨脂等。

药膳举例：巴戟炖猪大肠（《神农本草经》）。

组成：猪大肠 200 克、巴戟天 30 克。

功效：补阳健肾。

制法：将猪大肠洗净，把巴戟天装入其中，以水适量，隔水炖服。

5. 痰湿证

痰湿证见咳吐痰液，胸闷痞满，胃纳不佳，四肢乏力，头重如裹，舌苔厚腻，脉滑。多见于肿瘤日久，痰湿内蕴。

常用食材：海带、川贝母、蘑菇、丝瓜、竹茹、芦笋、海蛤等。

药膳举例：海带薏苡汤（《圣济总录》）。

组成：薏苡仁（薏米）100克、海带50克。

功效：化痰利湿。

制法：薏苡仁洗净后浸泡1小时，海带泡发后洗净切块。先将薏苡仁煮汤，煮好后，加入海带再文火慢煮，烧汤服用。

6. 气郁证

气郁证见胃脘胀满，嗳气呃逆，胁胀易怒，舌黯，脉弦。多见于肿瘤之后情绪抑郁不畅。

常用食材：山楂、白萝卜、柑橘、陈皮、柠檬、柚子、木瓜等。

药膳举例：柚子肉炖鸡（《太平圣惠方》）。

组成：柚子1个、公鸡1只。

功效：健胃下气，化痰止咳。

制法：公鸡去皮毛，内脏洗净，柚子去皮留肉，将柚子肉放入鸡腹中，在砂锅中炖熟，再加入葱、姜、盐、料酒等调味。

7. 血瘀证

血瘀证见痛有定处，如同针刺，面色黧黑，肌肤甲错，唇甲紫暗，舌质紫，或见瘀点，脉细涩。多见于肿瘤日久血行不畅，或生癌栓或化疗后静脉炎的患者。

常用食材：鹅血、桃仁、油菜、黑木耳、田七、鸡血藤等。

药膳举例：田七炖鸡（《太平圣惠方》）。

组成：光鸡1只、田七15克。

功效：活血止血，养血补肝。

制法：鸡肉洗净切块，加水入砂锅一同炖煮。至鸡肉熟烂后，再加入田七同煮，最后加入葱、姜、盐少许调味。

8. 热毒证

热毒证见口干发热，尿黄，便秘，烦躁不安，舌红，苔黄，脉数。多见于肿瘤久病，郁而生热，或肿瘤组织坏死，热毒内蕴。

常用食材：绿豆、苦瓜、冬瓜、马齿苋、土茯苓、石上柏、栀子、龙葵、白花蛇舌草等。

药膳举例：马齿苋粥（《太平圣惠方》）。

组成：马齿苋 150 克、粳米 100 克。

功效：清热解毒，凉血止痢。

制法：马齿苋洗净切碎，粳米淘洗干净，两者混合放入锅中，加水煮粥。不加调料，空腹淡食。

❧ 肿瘤食疗的注意事项 ❧

肿瘤食疗应该在中医辨证论治指导下进行。应该在对病患做出正确辨证的基础上，再选择合适的食材。要注意避免使用不对证型的食材，才能够有效改善患者的生活质量，进而延长患者的生存期。

比如，羊肉是热性的食材，对于辨证为阴虚证或者热毒证的患者是有害的，但是对于阳虚证或者血虚证的患者却是非常有益的。正如《金匮要略》所指出的："饮食五味，有与病相宜，有与身为害，若得宜则宜体，害则成疾。"

方药篇

药法自然，扶正抗癌

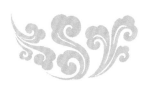

目前，临床对于肿瘤的治疗是以外科手术为主，结合放化疗、介入治疗、中药治疗及免疫治疗等的综合性治疗方法。中药及其提取物由于毒副作用小已成为抗肿瘤药物及抗肿瘤辅助药物。临床上被证实具有抗肿瘤效应的中药已有百十余种，其中具有直接杀伤肿瘤细胞作用的包括：蟾酥、龙葵、红豆杉、斑蝥、鸦胆子、冬凌草等；能够增强机体免疫能力的有茯苓、海参、黄芪、冬虫夏草、灵芝等。此外，乳香、没药、莪术等活血化瘀类中药也具有较好的抗肿瘤作用。中药联合放化疗等其他治疗手段在延长患者生存期、降低放化疗毒副作用、提高机体免疫功能及改善生活质量等方面意义重大。

灵虫感德药流传——白花蛇舌草

相传白花蛇舌草的名称来自一则典故。从前有一位名医被邀去为一位重患者诊治，患者胸背憋痛，低热羁缠，咯吐秽脓，众医不效。名医诊病阅方，一时也找不到恰当的治疗方法。疲乏间名医伏案小盹，忽见一位白衣女子飘然而至，说："此君乃是大好人，乐善怀仁，惠及生物，见有捕蛇者，他即买下放生，先生务必精心施治，救他一命。"名医向白衣女讨教良方，白衣女说："请随我来。"他随白衣女来到户外，白衣女却飘然而去，在白衣女所站的地方却有一条白花蛇，蛇舌伸吐处化作丛丛小草。正惊奇间，名医被脚步声惊醒，原是患者家属来请先生用饭。名医说："且慢，请随我来。"名医和患者家属来到户外，果见埂坎边长着许多梦中所见的那种开着小白花的纤纤小草。于是便采了些，嘱即煎服。患者服后

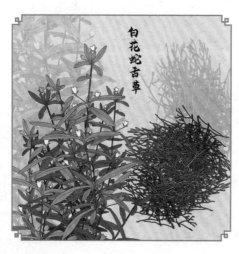

果然觉得胸宽了许多。次日连服，后病便痊愈。名医查遍当时的历代本草医籍，也未查出这种小草属于何药。他感而吟诗："白花蛇舌草纤纤，伏地盘桓农舍边，自古好心多善报，灵虫感德药流传。"

白花蛇舌草，始载于《名医别录》："味微

苦，平，无毒。主除留血，惊气，蛇痫。生大水之阳。四月采花，八月采根。"亦可称为蛇舌草、蛇舌癀、蛇针草、尖刀草等。花期7～9月，生于山坡、路边、溪畔草丛中。在我国主要分布于云南、广东、广西、福建、浙江、江苏、安徽等地。

白花蛇舌草，性寒，味微苦；归胃、大肠、小肠经。有清热解毒、利湿通淋的功效，可用于肺热喘咳、咽喉肿痛、肠痈、疖肿疮疡、毒蛇咬伤、热淋涩痛、水肿、痢疾、肠炎、湿热黄疸、癌肿等疾病。

现代医学研究发现，白花蛇舌草具有抑制宫颈癌细胞、结直肠癌细胞、前列腺癌细胞等多种肿瘤细胞的作用。它不仅能抑制肿瘤细胞增殖，还能提高免疫细胞的活性，进而使机体免疫水平提高，从而起到调节免疫、抗炎的功效。

吃橘子勿扔橘子皮——陈皮

说到陈皮，必须说说它的传说。相传，华佗在一次旅行中，乘小船到了柴桑。在船驶入赣江的时候，突然患了感冒，发烧了，还一直咳嗽，口干舌燥。他赶紧拆开包裹寻找丹药，却发现治疗风寒的丹药没了。这时小船驶入三湖，只见岸边柳树丛生，橘子遍地。华佗心想，还是先去买些橘子，起码可以解渴，就吩咐船夫靠岸。他买了一篮橘子，上船后一口气连皮吃了好几个。傍晚时分，华佗突然觉得自己的咳嗽好了很多，他感到纳闷，难道橘子能治咳嗽？第二天，有两个船夫也患了风寒，开始咳嗽，华佗把橘子递给他们。不料，二人一服下，一人咳嗽停止了，一人还在咳。一打听，

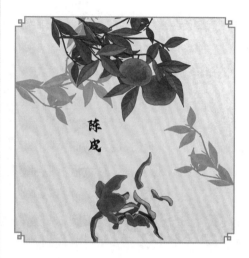

陈皮

原来止咳的人也是把橘子连皮带肉一起吃，管用的是橘皮，而不是橘子。在这以后的旅途中，华佗每次吃完橘子都会把橘皮留下。过了几个月，华佗回家时，发现这些橘皮已经干了，不知道还能不能当药吃。后来有一天，正好有人患伤风咳嗽前来就诊，华佗便把风干的橘皮煎水让患者服用，没想到效果更佳，华佗这才发觉"陈"皮比"鲜"皮更好。就这样，华佗发现了陈皮，从此，陈皮成了一种不错的中药材。

陈皮，最早名为"橘皮"，始载于《神农本草经》，列为上品"橘柚"项下："橘柚，味辛温……一名橘皮。"陶弘景在《本草经集注》中提出"陈"字，"此是说其皮功尔……并以陈者为良"，此后便名"陈皮"。陈皮为芸香科植物橘及其变种果实的干燥成熟果皮，需要除去杂质，喷淋水，润透，切丝，干燥。在我国产于福建、浙江、广东、广西、江西、湖南、贵州、云南、四川等地。

陈皮，味苦，性辛、温；归肺、脾经。有理气健脾，燥湿化痰的功效，可用于治疗脘腹胀满，食少吐泻，咳嗽痰多等疾病。

现代医学研究表明，陈皮有一定的抗肿瘤作用。例如，陈皮中提取的诺比莱丁及其衍生物被证实是结肠癌化学预防的一些功能性化合物。同时，陈皮中的多甲氧基黄酮可以直接抑制肿瘤生长，其抗肿瘤作用可能是通过调节体内细胞因子水平，来影响肿瘤组织中

当癌症遇上中医

血管生成相关因子的表达，从而抑制肿瘤血管生长，产生抗肿瘤的作用。

此外，陈皮还有抗氧化、清除自由基、促消化、促进平滑肌收缩等作用。这意味着除了抗肿瘤外，陈皮对于呼吸系统疾病、消化系统疾病的相关治疗都有一定的作用，有待于更多的药理学及临床研究给予支持。

茂气香烈调气血——莪术

传说李世民在西戎平定战乱时，军队中有些将士水土不服，出现面黄、食欲差、腹胀腹痛等症状，当地的大夫前来给众将士医治。由于同症状的人太多，药材有限，大夫便带领一些士兵一同上山采药。大夫指引众人采摘了许多开着紫色花朵、及膝高的植株，说这就是可以治此病的药材之一——莪术。采药结束回到营地，大夫根据患者的情况，开方煎药，服药几天后，患病的将士们便痊愈了。

莪术，始载于《雷公炮炙论》。《本草拾遗》曰："一名蓬莪，黑色；二名蒁，黄色；三名波杀，味甘有大毒。""蓬莪"可能是指莪术。冬季莪术茎叶枯萎后采挖，洗净，蒸或

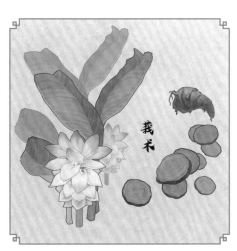

莪术

煮至透心，晒干或低温干燥后除去须根及杂质。莪术生于山谷、溪旁及林边等阴湿处。在我国主产于广西、四川。

莪术，味辛、苦，性温；归肝、脾经。有行气破血，消积止痛的功效，可用于治疗癥瘕痞块、瘀血经闭、食积胀痛等疾病。

现代医学研究发现，莪术具有明显的抗肿瘤效果，特别用于治疗宫颈癌，也用于治疗外阴癌及皮肤癌，可配伍三棱等煎服，方剂《莪术三棱煎》。此外，内服对肝癌有效，多入复方中用。莪术又善治气滞或血滞所致的脘腹疼痛，腹胀，食积不消等症，如方剂《莪术丸》。

疮家之圣药——连翘

传说很久以前，岐伯和孙女连翘上山采药。岐伯在尝草药时不慎中毒，口吐白沫，不省人事，情况十分紧急。孙女连翘心急如焚，

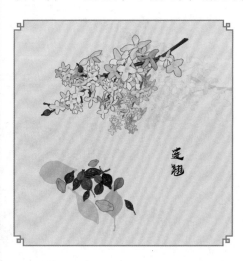

慌乱中随手将身边的绿叶植物揉碎，放入岐伯口中。不一会儿，岐伯慢慢恢复意识，将绿叶吞咽进肚子里，而后神色恢复如常，得以回家医治。此后，岐伯开始研究这一绿叶植物，发现其有清热解毒的作用，效果非常好，便以孙女代名，故事流传至今。

连翘，始载于《神农本草经》，别名为"一名异翘，一名兰华，一名折根，一名轵，一名三廉。"秋季果实初熟尚带绿色时采收，除去杂质，蒸熟，晒干，习称"青翘"；果实熟透时采收，晒干，除去杂质，习称"老翘"。生于低山灌丛或林缘。在我国主要分布于河北、山西、陕西等地。

连翘，味苦，性微寒；归肺、心、小肠经。有清热解毒，消肿散结等功效，可用于治疗痈疽、瘰疬、乳痈、丹毒、风热感冒、温病初起、温热入营、高热烦渴、神昏发斑、热淋尿闭等疾病。

现代医学研究发现，连翘的抗菌、抗病毒效果比较明显，常用于治疗急性风热感冒、痈肿疮毒、淋巴结核、尿路感染等，为双黄连口服液、双黄连粉针剂、清热解毒口服液、连草解热口服液、银翘解毒冲剂等中药制剂的主要原料之一。连翘的抗氧化和保肝作用也比较明显，且抗肿瘤、抗癌的研究也取得了进展。

血中之气药——川芎

川芎茶调散，作为临床经验方，出自宋代《太平惠民和剂局方》，由川芎、薄荷、细辛、荆芥、防风、白芷、羌活和甘草八味药材组成。在临床中广泛应用于治疗偏头痛，拥有丸剂、颗粒剂、片剂等多种剂型。方中用川芎祛风止痛，为治各经头痛的要药，尤善治少阳、厥阴经头痛（两侧或巅顶痛），又辛散活血止痛，寓"治风先治血，血行风自灭"之意，为君药。

川芎，始载于《神农本草经》，曰："芎䓖（qióng），味辛温，主中风入脑，头痛，寒痹，筋挛缓急，金创，妇人血闭无子。"列为上

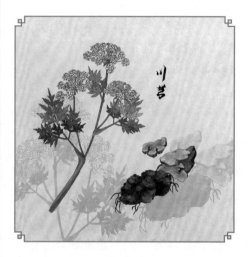

品。《本草纲目》记载："人头穹窿（lóng）穷高，天之象也。此药上行，专治头脑诸疾，故有芎之名……出蜀中者，为川芎……皆因地而名也。"

川芎，性味辛温；归肝、胆、心包经。有活血行气、祛风止痛的功效，可用于胸痹心痛、胸胁刺痛、跌扑肿痛、月经不调、经闭痛经、癥瘕腹痛、头痛、风湿痹痛等疾病。

现代医学研究发现，川芎的多种成分如苯酞类化合物、川芎嗪等可有效抑制癌细胞及其因子表达，起到抗肿瘤的作用。此外，川芎还具有抗炎、镇痛、抗血栓形成、促血管舒张、抗哮喘、抗呼吸抑制、抗纤维化及抗阻塞性疾病等多种作用。

"灵"魂伴侣，"芝"心朋友——灵芝

我国民间自古以来崇拜灵芝，认为它是吉祥、如意、富贵、美好、长寿的象征，有"仙草""瑞草"之称，中华传统医学长期以来一直视其为滋补强壮、固本扶正的珍贵中草药。在我国数千年的历史中，关于灵芝的种种神奇传说绵延不绝，给灵芝增添了不少神秘色彩。灵芝的传统故事起源于《山海经》，《山海经·中次七经》记述：

"又东二百里，曰姑媱之山。帝女死焉，其名曰女尸，化为䔄草，其叶胥成……服之媚于人。"意思是说，再往东二百里，有座姑媱山，天帝的女儿死后葬于此，并化作了草，叶子都是一层一层相互重叠的，女子服用后就能变得妩媚，讨人喜爱，此草便是灵芝。

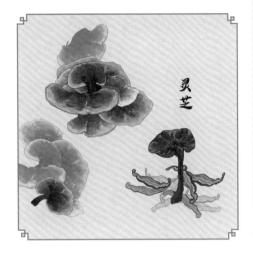

灵芝

《神农本草经》是最早记载灵芝的中药学著作，书中按照菌盖的颜色将灵芝分为"青（龙芝）、赤（丹芝）、黄（金芝）、白（玉芝）、黑（玄芝）、紫（木芝）"六芝，并详细描述了这六种灵芝的药性。灵芝的分布较普遍，浙江、黑龙江、吉林、河北、山东、安徽、江苏、江西、湖南、贵州、福建、广东、广西等省均有部分产量。其中浙江龙泉、安徽霍山、山东泰安一带的灵芝种植规模较为集中。

灵芝，性平，味甘；归心、肺、肝、肾经。具有补气安神、止咳平喘的功效，可用于心神不宁、失眠心悸、肺虚咳喘、虚劳短气、不思饮食等症状。

现代医学研究表明，灵芝中含有的灵芝多糖具有免疫调节、降血糖、降血脂、抗氧化、抗衰老及预防肿瘤生长和抑制肿瘤生长的作用。灵芝能够破坏癌细胞端粒酶的活性，促进癌细胞死亡，也就是说，灵芝可以杀死癌细胞。癌症患者在接受放化疗过程中，服用灵芝可以减少毒副作用对身体的影响，增强体质，提高免疫力。灵芝中的三萜类化合物能净化血液，保护肝功能；灵芝多种制剂分别具有镇静、抗惊厥、强心、抗心律失常、降压、镇咳平喘作用；此外，灵芝还有抗凝血、抑制血小板聚集及抗炎作用。

❧ "春苗如翠，秋实似火"之神草——三七 ❧

我国西南边陲文山壮族苗族自治州的深山密林中，生长着一种"春苗如翠，秋实似火"的神草。传说，一位美丽善良的仙子来到人间，教人们种植。有一天，仙子正在地里劳作，突然一头大黑熊朝她扑来，千钧一发之际，一位叫卡相的苗族青年一箭射死了这头黑熊。卡相家里很穷，母亲患病多年，无钱医治。仙子为报救命之恩，便对卡相说："后山坡有一种草药，叶像我的长裙，枝似我的腰带，可以治疗阿妈的病。"卡相按其指点，果真找到了这种草药，母亲吃了几次，病真的好了。后来卡相又用这种草药治好了不少乡亲们的疾病。乡亲们纷纷道谢，并问这是什么药，仙子笑盈盈地说："大家拿一株数数看，枝有几枝，叶有几片？"经大家一数，枝有三枝，叶有七片，一个聪明的姑娘立即叫了起来"三七"。从此，这种药材以"三七"之名流传开来。

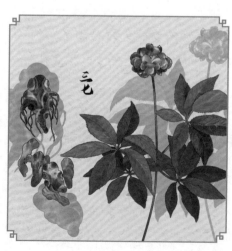

三七，始载于《本草纲目》，曰："止血散血定痛，金刃箭伤、跌扑杖疮、

血出不止者，嚼烂涂，或为末掺之，其血即止。亦主吐血衄（nǜ）血，下血血痢，崩中经水不止，产后恶血不下，血运血痛，目赤痈肿，虎咬蛇伤诸病。"三七主产于我国云南、广西、江西、四川等地，其中云南文山的种植历史悠久、产量大、质量好，习称"文三七""田七"，为著名的道地药材。

三七，性温，味甘、微苦；归肝、胃经。有散瘀止血、消肿定痛的功效，主要用于咯血、吐血、衄血、便血、崩漏、外伤出血、胸腹刺痛、跌扑肿痛等疾病。

现代医学研究表明，三七具有止血的功效，同时也可以活血化瘀、抗血栓，能够保肝、抗心律失常、保护心肌。三七中的皂苷能够抑制肿瘤细胞的生长、转移，逆转肿瘤细胞多药耐药，增强免疫力。

海八珍之一——海参

海参，有"海鲜之首"的美称，具有极高的营养价值。而这种高营养价值的药食两用品，也有其独特的传说。据说八仙之一的铁拐李在成仙之前，是一个穷小子，屡试不第。由于他不得所愿，又有着很大的精神压力，身体逐渐变差。在痛苦不堪中，想跳海解脱。正在此时，一股鲜美香气传了过来，定睛一看，一位老者在一口锅中煮东西。可怜的铁拐李被这香气吸引，拖着病恹恹的躯体来到老人身边，问："锅中所煮何物？"这位仙风道骨的老者微微一笑，说道："这乃是'通天海刺参'，乃海中珍品，食之可强身健体，常食可忘却人世间一切烦恼。年轻人，人生不得意之事十有

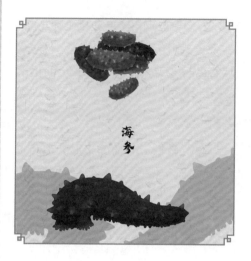

海参

八九，但若是为此枉断性命，也太不值得了，这人世间还有多少美好的事情在等着你去体验呀！就如同这美味的通天海刺参，若是你刚才便投了海，恐怕今天就没福气享受这等美食了。"老人的这一席话让铁拐李醍醐灌顶，彻底清醒了，而老者化作仙云随风而去。从此铁拐李便日日参悟老者的话，天天食用海参，八十一天后终于得道成仙，为人们造福。

海参，始载于《临海水土异物志》，曰："土肉，正黑，如小儿臂大，长五寸，中有腹，无口目，有三十足，炙食。"作为药食同源的典范，这里的"土肉"指的就是海参。而名为海参则出自《本草从新》："海参辽海产者良，有刺者名刺参，无刺者名光参。"在我国，主要产于辽宁、福建、山东等地。

海参，性平，味甘、咸；归肾、肺经。有补肾益精、养血淘燥的功效，可用于精血亏损、虚弱劳怯、阳痿、梦遗、小便频数、肠燥便艰等疾病。

近年来的研究表明，海参内的多种化合物具有抗肿瘤的作用。例如，海参多糖可抑制人肾癌细胞 A498 的生长转移，同时可以调节肺癌患者外周血中 T 细胞表面的 CD45RO 的表达，并以此改善肺癌患者的机体免疫力等。此外，还有研究发现海参肽对 D-半乳糖诱导的衰老模型小鼠具有提高免疫和增强抗氧化能力的作用，能够延缓衰老。海参不仅富含蛋白质、必需氨基酸、各种微量元素、维生素等，而且还包含许多生物活性物质。它具有抗氧化性、免疫调节、抗疲劳、降血压、降血脂等良好的作用，其具体的药理机制有待现代医学进一步研究。

活血止痛之一——乳香

乳香，始载于《名医别录》，曰："疗风水毒肿，去恶气。""疗风瘾疹痒毒。"亦可称为熏陆香、马尾香、乳头香、西香等。为橄榄科植物乳香树及同属植物的树皮渗出的树脂。夏、春季采收，生用或制用。乳香主产于印度、土耳其，地中海南岸的埃及、利比亚、突尼斯等地。多为栽培。

乳香，性味辛、苦、温；归心、肝、脾经。有活血定痛、消肿生肌的功效，可用于血瘀气滞、心腹诸痛、风湿痹痛、跌打损伤、疮疡、痈疽、疔毒、肠痈等疾病。

现代医学研究发现，乳香对乳腺癌、神经胶质瘤等多种肿瘤细胞增殖及转移具有抑制作用。除了抗肿瘤，乳香提取物及其单体化合物还可以抗炎、抗溃疡、调节糖脂代谢紊乱、抗菌、抗纤维化等。

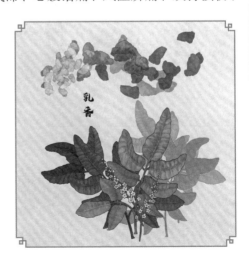

乳香

❦ 活血止痛之二——没药 ❧

没药，始载于宋《开宝本草》，曰："主破血止痛。疗杖疮、诸恶疮、痔漏卒下血、目中翳晕痛肤赤。"历代本草医籍多有收载。为橄榄科植物地丁树或哈地丁树的干燥树脂。冬、夏季采收，生用或炒、醋炙用。分为天然没药和胶质没药。

没药，味辛、苦，性平；归心、肝、脾经。有活血止痛、消肿生肌的功效，可用于瘀血阻滞、心腹诸痛、跌打损伤、疮疡痈疽、疔疮肿痛、无名肿毒、痔疮肿痛等疾病。

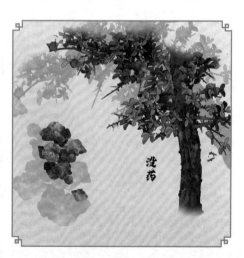

现代药理和临床研究表明，没药有很好的抗肿瘤功效。其中 β-榄香烯已作为抗癌药物治疗各种癌症，包括胶质母细胞瘤。此外，没药还具有抗细菌、抗真菌、降血脂、镇痛、保护肝脏的作用。

❦ "吸血鬼"还是"软黄金"——水蛭 ❧

可怕的水蛭亦有有价值的一面。相传，一天孙思邈正在寓所休

息，忽闻窗外传来一阵喧
闹嘈杂声，原来是一群人
拥着一位用手捂着左眼的
男子大汉，来请孙思邈诊
疗眼外伤。孙思邈近前一
看，好不厉害。那大汉的
左眼被人打得像一个熟透
了的红桃，充满瘀血，此
时必须将瘀血排除。可是
离眼珠太近，如用针挑或

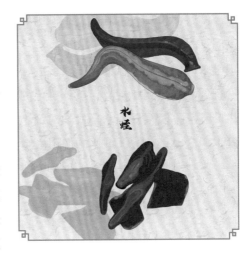

水蛭

用小刀割开放血，有戳伤眼珠的危险。他沉思片刻，一言不发。突
然他快步跑出客厅，直奔后庭院。不一会儿，他捏着一个小布包回
来，说："有办法了，你躺下吧！"孙思邈打开布包抓出两条刚从
后院庭池边捉来的水蛭，众人一见，大惊。只见他迅速将水蛭洗净
放在大汉瘀血的眼部，水蛭在血肿上愉快地吸起血来。顷刻间水蛭
身体变得又粗又大，而大汉眼部血肿却越来越小，最后血肿完全消
失了。孙思邈熟练地抓住水蛭，用清水为大汉洗净患处，又敷上消
肿草药，几日后那大汉的眼病果然痊愈了。

　　水蛭，始载于《神农本草经》，曰："味咸、平，主逐恶血瘀
血，月闭，破血瘕积聚，无子，利水道。生池泽。"水蛭分布范围
很广，我国大部分地区的湖泊、池塘以及水田中均有，主产于山东
微山、东平、南阳湖等湖中，以微山湖产量最大。

　　水蛭，性平，味咸、苦；归肝经。有破血通经，逐瘀消症的功
效，可用于血瘀经闭、癥瘕痞块、中风偏瘫、跌扑损伤等疾病。

　　现代医学研究发现，水蛭最重要的药理作用是抗凝血、抗血

栓。同时，也具有抗肿瘤及抑制肿瘤转移的作用。大量的实验研究表明，水蛭可以通过影响肿瘤细胞的黏附穿膜能力，抑制血小板聚集等来体现其抗肿瘤作用，其抗肿瘤转移的机制可能与其改善血黏度有关。水蛭具有抗炎、抗纤维化的作用，水蛭素是凝血酶的特异性抑制剂，能有效抑制凝血酶对细胞的刺激作用，从而抵抗炎症的发生，这也是其抗纤维化的作用机制。

❧ 以毒攻毒——蟾酥 ❧

俗语说"癞蛤蟆想吃天鹅肉"，可见人们对癞蛤蟆的印象并不好。然而，这丑陋的癞蛤蟆却是中医古籍中的良药，其分泌的蟾酥更是解毒至宝，能为人们去除病痛。传说康熙年间，有一位药铺老板上山采药，途中遇到一条蛇正紧紧盘绕着一只癞蛤蟆，眼看癞蛤蟆危在旦夕，正准备动手解救，却见蛇一阵抽动，很快死去。老板感到很奇怪，于是捉起癞蛤蟆仔细观察，发现原来癞蛤蟆身上有毒腺，可以分泌一种白色的毒液——这就是如今名贵的中药材"蟾酥"。

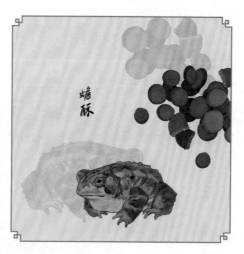

蟾酥

唐朝甄权的《药性论》载"蟾蜍眉脂"，这是蟾酥最早的记载，后又有蟾酥眉酥、蛤蟆酥、癞蛤蟆浆等。蟾酥是蟾蜍科动物中华大蟾蜍或黑眶蟾蜍的干燥分泌物。多于夏、秋二季捕捉蟾蜍，洗净，挤取耳后腺和皮肤腺的白色浆液，加工干燥。在我国，主产于吉林、河北、山东、四川、湖南、江苏、浙江等省。

蟾酥，味辛，性温，有毒；归心经。有解毒、消肿、强心、止痛的功效，可用于治疗疔疮、痈疽、发背、瘰疬、慢性骨髓炎、咽喉肿痛、小儿疳积、心衰、破伤风、虫牙痛等疾病。

现代医学研究发现，蟾酥的强心、升血压效果比较明显，常用于治疗心力衰竭。对蟾酥水溶性总成分的单体含量及其免疫药理学和分子生物学的研究发现，其有增强网状内皮系统吞噬功能，提高机体的非特异性免疫的作用，可以用于治疗化脓性感染、骨关节结核及慢性骨髓炎瘘孔等。蟾酥提取物能抑制人的颧上下颌未分化癌、间皮癌、胃癌、脾肉瘤、肝癌等肿瘤细胞的呼吸，抗癌作用明显。除此之外，还有抗炎作用，对中枢神经系统有兴奋作用。蟾酥为传统中药材，具有多种药理活性，临床应用广泛，但毒性较大，主要中毒表现为上消化道炎症、抽搐和呼吸停止先于心跳等。

破血消症——斑蝥

鲁迅的《从百草园到三味书屋》是一篇很有趣的文章。鲁迅在文中描述过一些奇妙的虫子："单是周围的短短的泥墙根一带，就有无限趣味。油蛉在这里低唱，蟋蟀们在这里弹琴。翻开断砖来，有时会遇见蜈蚣；还有斑蝥，倘若用手指按住它的脊梁，便会

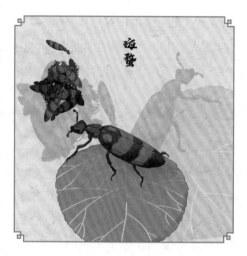

"啪"的一声，从后窍喷出一阵烟雾……"这以后，大家便都知道了，原来还有斑蝥这种神奇的"会喷气的虫子"啊！其实这种名叫"斑蝥"的小虫子，还是一种非常好的中药材。

斑蝥，始载于《神农本草经》，曰："主治寒热，鬼疰，蛊毒，鼠瘘，恶疮疽。蚀死肌，破石癃。"亦称为羊米虫、花斑毛、放屁虫、花壳虫等，7～8月间于清晨露水未干时捕捉。斑蝥多生长在丘陵、山坡、河床沙地、荒漠等，我国主要分布在河南、广西、安徽、江苏、湖南、贵州等省。

斑蝥，性热，味辛；有大毒；归肝、胃、肾经。有破血逐瘀、散结消症、攻毒蚀疮的功效，可用于治疗癥瘕、经闭、顽癣、瘰疬、赘疣、痈疽不溃、恶疮死肌等疾病。

现代医学研究表明，斑蝥能通过诱导细胞凋亡、调控细胞周期、增强免疫、细胞自噬、抑制肿瘤血管生成及肿瘤细胞的侵袭和转移等方式起到抗肿瘤的作用，包括肝癌、三阴性乳腺癌。此外，斑蝥素具有升高白细胞的作用，它对骨髓造血系统的影响，可能与加速骨髓粒细胞成熟，释放及促进骨髓造血干细胞增殖有关，包括喜树碱和环磷酰胺诱导的白细胞减少症。

但需要注意的是，斑蝥是一种有大毒的药物。斑蝥素内服可引起诸多毒副反应，如胃肠炎症、黏膜坏死、肾小球上皮细胞严重浊肿，产生蛋白尿、管型尿、血尿及血清非蛋白氮升高等症状，亦可发生肝细胞肿胀甚至坏死、肝淋巴细胞纤维性损伤、心肌肿胀与出血、肺瘀血、毛细血管和神经系统损害等。因此，斑蝥的使用一定要遵医嘱，切忌私自服用。

◈ 小小蚯蚓为何称为地龙 ◈

地龙，始载于《神农本草经》，别名土龙、曲蟮、附蚓、引无等。蚓之行也，引而后申，其蟠如丘，又生活于土壤之中，形曲似龙，故名地龙。地龙常在夏秋捕捉。广地龙及时剖开腹部，洗去内脏及泥沙，晒干或低温干燥，以条大，肥壮，不碎、无泥土者为佳；土地龙用草木灰呛死后，去灰晒干或低温干燥，以条大、不碎者为佳。

地龙，性味咸、寒；归肝、脾、膀胱经。有清热定惊、通络、平喘、利尿的功效，可以用于高热神昏、惊痫抽搐、关节痹痛、肢体麻木、半身不遂、肺热喘咳、水肿尿少等疾病。

现代医学研究表明，地龙主要含有氨基酸、蛋白质和多肽、脂肪酸、核苷酸等成分，从地龙中提取分离的蚓激酶、纤维蛋

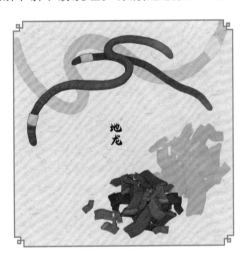

地龙

123

白溶解酶、蚓胶原酶等多种具有纤溶酶活性的蛋白质是其活血化瘀的主要成分。研究发现这些物质具有很好的抗血小板聚集作用，可以促进组织型纤溶酶原激活物的分泌以及水解凝血酶。此外，地龙还具有抗菌消炎、抗氧化、抗凝血、抗肿瘤、平喘止咳、通络、解热镇痛等作用。

后 记

　　中医药学凝聚着深邃的哲学智慧和中华民族几千年的健康养生理念及其实践经验，是中国古代科学的瑰宝，也是打开中华文明宝库的钥匙。无论是神话"伏羲制九针"，还是传说"神农尝百草"，都将中医药作为中华传统文化的重要组成部分和民族符号，亘古流传。

　　在中国古代医学中，"肿"这个字眼可以追溯到西周，用来形容"肿瘤"，但当时并未有良性与恶性的区分。而最早的癌症案例，上溯到汉文帝时代的淳于意《诊籍》记载的胃癌病例，也就是历史上非常有名的故事——"缇萦救父"。此后一直到宋朝才对癌症有更进一步的认知。"癌"这个字最早在十二世纪初的《卫济宝书》中出现，其中就有对乳癌的观察。后来，杨士瀛在《任斋直指方论》中描述："上高下深，岩穴之状，颗颗累垂……毒根深藏，穿孔透裹……"，描述某些癌症的特征。《黄帝内经·灵枢·百病始生》最早用对话形式记述了癌症相关现象的存在和原理。

　　　　黄帝曰："积之始生，至其已成，奈何？"岐伯曰："积之始生，得寒乃生，厥乃成积也。"黄帝曰："其成积奈何？"岐伯曰："厥气生足悗，悗生胫寒，胫寒则血脉凝涩……若内伤于忧怒，则气上逆，气上逆则六俞不通，温气不行，凝血蕴里而不散，津液涩渗，著而不去，而积皆成矣。"

125

　　历朝历代对不同部位的癌症有不同的命名。例如，肺癌被称为"肺积"，《难经·论五脏积病》："肺之积，名曰息贲……久不已，令人洒淅寒热，喘热，发肺壅。"胃癌被叫作"噎膈"，《金匮要略》："脉弦者，虚也，胃气无余，朝食暮吐，变为胃反。"肝癌被称为"肥气"，《圣济总录》："积气在腹中，久不差，牢固推之不移者……按之其状如杯盘牢结，久不已，令人身瘦而腹大，至死不消"，把腹内肿瘤叫作"癥瘕"。明代陈实功的《外科正宗》中以"茧唇"称如今的唇癌。清代高秉钧在《疡科心得集》里将肿瘤称为"失荣"，意思是患上这种病，后期逐渐失去了生机，"如树木之失于荣华，枝枯皮焦，故名也。"中医文化历史悠久，从阴阳到五行，从三因学说到四季养生，从六淫病邪到七情变化，从四诊合参到八纲辨证，无不述说着中医对抗癌症的奇妙之法。

　　目前，中医药受到国家的高度重视、民众的广泛认同，在国内外蓬勃发展。中医药文化在传承沿袭中，与时代内涵和社会文化交融，不断创新发展，成为举足轻重而又极具中华民族特色的优秀传统文化代表。中医药科普宣传是弘扬中华优秀传统文化最具魅力、最富活力的载体。随着《中华人民共和国中医药法》的颁布和《中医药发展战略规划纲要（2016—2030年）》的实施，发展中医药已成为国家意志和社会共识。全国卫生与健康大会上提出的"着力推动中医药振兴发展""坚持中西医并重"，从国家战略的高度对中医药工作做出了部署，为中医药事业发展指明了方向，中医药科普工作也迎来了新的春天。

　　本书立足于"中医"与"癌症"的关系，用通俗易懂的语言和百姓喜闻乐见的形式为普通民众讲解中药历史渊源，以"中国人生存、生活、生息的视角和方式"呈现中医文化抗癌精髓。

当癌症遇上中医

参考文献

［1］ 国家药典委员会.中华人民共和国药典［M］.北京：中国医药科技出版社，2020.

［2］ 李进，秦叔逵，马军，等.中国临床肿瘤学会常见恶性肿瘤诊疗指南 2019（CSCO）［M］.北京：人民卫生出版社，2019.

［3］ 印会河.中医基础理论［M］.上海：上海科技出版社，2018.

［4］ 陈灏珠，钟南山，陆再英.内科学（第 8 版）［M］.北京：人民卫生出版社，2014.

［5］ 来章氏，林楠.易筋经.中国古医籍整理丛书［M］.北京：中国中医药出版社，2015.

［6］ 张琦，赵天才.金匮要略［M］.北京：中国医药科技出版社，2012.

［7］ 何裕民，胡冬裴.中医病因病机学［M］.北京：中国协和医科大学出版社，2004.

［8］ 李忠.临床中医肿瘤学［M］.北京：人民卫生出版社，2002.

［9］ 潭新华，陆德铭.中医外科学［M］.北京：中国中医药出版社，2000.

［10］ 雷天浩，张英，贺用和.从阴阳辨治恶性肿瘤［J］.湖南中医药大学学报，2020，40（5）：525-528.

［11］ 吴时礼，徐振晔.近十年恶性肿瘤中医病因病机进展［J］.吉林中医药，2020，40（07）：976-980.

［12］ 田建辉.扶正治癌调控肿瘤免疫研究［J］.肿瘤防治研究，2021，48（06）：565-569.

［13］ 张艳，桑亚洲，彭梦薇，等.基于外邪理论探讨肿瘤的发病机制［J］.中国实验方剂学杂志，2021，27（18）：176-182.

［14］ 张登本，孙理军，李翠娟.论五行理论在《黄帝内经》建构中的作用及其意义［J］.河南中医学院学报，2007（01）：13-18.

［15］辛海，马琴.防治恶性肿瘤转移的理论探讨［J］.中国中医基础医学杂志，2004（02）：45-47.

［16］裴俊文，孙太振，付槟梵，等.从风邪论治恶性淋巴瘤［J］.中医学报，2019，034（003）：471-474.

［17］瞿蕾，唐文静，吴佳皓.乳腺癌患者发病的影响因素分析［J］.中国妇幼健康研究，2017，28（05）：505-509.

［18］胡朋.构建中医新"八纲"辨证体系初探［A］.中华中医药学会、福建省卫生厅、中华名中医论坛组委会.2011年中华名中医论坛暨发挥中西医优势防治肿瘤高峰论坛论文集［C］.中华中医药学会、福建省卫生厅、中华名中医论坛组委会：中华中医药学会，2011：3.

［19］丁进周.八纲辨证治疗肿瘤探讨［J］.河北中医，1996（06）：1.

［20］曹守鹏.八纲辨证在乳腺癌辨证中的重点的临床研究［D］.辽宁中医药大学，2018.

［21］陈慧君.基于八纲辨证探析恶性肿瘤合并黄疸患者中医证候特点［D］.辽宁中医药大学，2019.

［22］Allin KH, Bojesen SE, Nordestgaard BG. Inflammatory biomarkers and risk of cancer in 84,000 individuals from the general population. IntJCancer. 2016; 139(7): 1493-1500.

［23］王兵，侯炜.癌性发热的中医辨治［J］.世界中医药，2012，7（5）：460-462.

［24］Holley S. Cancer related fatigue: suffer a different fatigue.Cancer Practice. 2000, 8(2): 87-95.

［25］Li Wagner, D Celia.Fatigue and cancer: causes, prevalence and treatment approaches［J］. British Journal of Cancer, 2004. 91: 822.

［26］姜委明，赵远红.中医对肿瘤疲劳相关性认识的浅析［J］.陕西中医，2011，32（8）：1103-1104.

［27］马军，王杰军，张力，等.肿瘤相关性贫血临床实践指南（2015—2016版）［J］.中国实用内科杂志，2016，8（36）：1-21.

［28］于雷.恶性肿瘤患者发生贫血的危险因素分析［J］.中国肿瘤，2013，22（5）：403-405.

［29］李小梅，袁文茜，曹伯旭，等.慢性癌症相关性疼痛［J］.中国疼痛医学杂志，2021，27（03）：161-165.

［30］ 陈雨，林青，刘传波，等．癌性疼痛的中医治疗进展［J］．医学综述，2020，26（20）：4112-4116.

［31］ ALIBHAISM, GREENWOODC, PAYETTEH. An approach to the management of unintentional weight loss in elderly people［J］. CMAJ, 2005, 172(6): 773-780.

［32］ 刘凤奎，罗意帆，王国兴．消瘦的临床诊断思路［J］．中国临床医生杂志，2017，45（12）：14-15.

［33］ 白向东．带你了解乳腺纤维腺瘤［J］．健康向导，2021，27（05）：24-25.

［34］ 杨柱，陈学习．肿瘤的中医病因病机初探［J］．中国民族民间医药杂志，2004，71：321-323.

［35］ LI-JUN LI, YANG YANG, BO-YUAN GUAN, 王春雪．失眠可增加卒中患者死亡风险：一项对首次卒中发作患者的6年随访研究［J］．中国卒中杂志，2018，13（09）：988-989.

［36］ 慢性失眠症或增加心脏病发作风险［J］．心血管病防治知识（学术版），2012（06）：43.

［37］ 黄旭晖，林举择，王昌俊．王昌俊教授辨治脑肿瘤的临证经验［J］．现代医院，2020，20（10）：1542-1544.

［38］ 王国洪．胃癌的早期症状有哪些［J］．人人健康，2020（05）：63.

［39］ 胡玉辉．肝癌早期表现及预防要点［N］．大众健康报，2021-07-20（025）．

［40］ 花宝金．试论肿瘤扶正培本思想的演变［A］．中国中西医结合学会肿瘤专业委员会．第三届国际中医、中西医结合肿瘤学术交流大会暨第十二届全国中西医结合肿瘤学术大会论文汇编［C］．中国中西医结合学会肿瘤专业委员会：中国中西医结合学会，2010：7.

［41］ 陈扬帆，陈赐慧，谢长生．中西医治疗癌性腹胀的研究进展［J］．浙江临床医学，2021，23（2）：306-308.

［42］ 节阳华，张雨洁，雷君，等．中医治疗肿瘤相关性腹泻［J］．河南中医，2014，34（05）：892-893.

［43］ 杨文，于晓红，杨志健，等．结直肠癌临床表现对及时诊断的影响［J］．实用老年医学，2016，30（2）：158-161.

［44］ 王芳，薛鹏，周磊，等．中医辨证治疗肿瘤患者便秘［J］．2018，

33（2）：203-206.

［45］ 宋丹，谭洁，钟华苓.中医外治法促进恶性肿瘤康复的研究进展［J］.按摩与康复医学，2021，12（7）：64-67.

［46］ 任明名，王俊壹，程海波，等.中医药与肿瘤免疫治疗［J］.自然杂志，2019，41（4）：275-280.

［47］ 李杰，周洁.中医药在肿瘤营养治疗中的应用现状［J］.河北中医，2014，（2）：314-315.

［48］ 孙桂芝.癌症患者的中医心理康复和饮食康复治疗［J］.中国康复理论与实践，2002，8（6）：321-323.

［49］ 张育红.晚期癌症患者的中医护理对策探讨［J］.中国现代药物应用，2015，（23）：239-240.

［50］ 王硕，刘杰，林洪生，等.中医药在癌症治疗中的作用［J］.环球中医药，2013，6（1）：31-35.

［51］ 陈万青，郑荣寿，曾红梅.2011年中国恶性肿瘤发病和死亡分析［J］.中国肿瘤，2015，24（1）：1-10.

［52］ 李小锋，魏寿江.结直肠癌同时性肝转移机制研究新进展［J］.国际检验医学杂志，2015，36（11）：1603-1606.

［53］ 刘嘉湘.中医中药治疗大肠癌50例疗效观察［J］.中医杂志，1981，（12）：33-36.

［54］ 中华医学会肿瘤学分会，中华医学会杂志社.中华医学会肺癌临床诊疗指南（2021版）［J］.中华肿瘤杂志，2021，43（6）：591-621.

［55］ 吴新鸿，邓海滨.扶正治癌法治疗肺癌的理论及研究进展［J］.中西医结合研究，2022，14（1）：45-47.

［56］ 周灏，刘丽丽，施美，等.徐经世国医大师扶正祛邪治疗肝癌经验总结［J］.中西医结合肝病杂志，2022，32（2）：106-109.

［57］ 陈军.针刺治疗治疗肿瘤后抑郁的疗效观察［J］.中临床医药文献杂志，2018，5（66）：50-51.

［58］ 王妙苗，王杰军.癌痛的发生机制及其相关药物治疗的研究现状［J］.临床肿瘤学杂志，2011，16（7）：662-666.

［59］ 程海波，吴勉华.癌性疼痛的中医理论探讨［J］.中华中医药杂志，2008，23（1）：50-51.

［60］ 沈爱文，沈卫东，等.基于中医传承辅助平台的针刺治疗癌痛选穴

规律数据挖掘研究［J］.上海中医药杂志，2017，51（6）：16.

［61］陈秀香，尧明慧，赛俊婷，等.针刺对癌痛镇痛作用的研究进展［J］.世界中医药，2020，15（15）：2346-2353.

［62］覃霄燕.温灸法治疗癌因性疲乏的临床研究［D］.广州：广州中医药大学，2012.

［63］韩金钱，张宜佳，蒋恩社.艾灸对癌症患者癌因性疲乏干预效果的Meta分析［J］.循证护理，2021，7（06）：719-726.

［64］陈强松，陈奕，张雪，等.中药穴位敷贴防治恶性肿瘤化疗不良反应的研究进展［J］.中医临床研究，2016，8（21）：131-133.

［65］李秀丽，蒋云姣，赵丽平.中药穴位敷贴加艾箱灸预防癌症化疗患者便秘的效果观察［J］.内科，2012，7（03）：284-285.

［66］吉海华.穴位敷贴治疗肿瘤患者化疗后便秘的护理［J］.全科护理，2012，10（28）：2605.

［67］汤雅洁，岳朝丽，许丽芬，等.肺癌化疗患者癌因性疲乏影响因素及与生存质量、睡眠质量的关系研究［J］.现代生物医学进展，2020，20（22）：98-102.

［68］谢琰，熊汉鹏，饶菊芳，等.老年肺癌化疗患者营养状态及与癌因性疲乏的相关性［J］.护理学杂志，2019，34（16）：15-18.

［69］杨露.癌因性疲乏患者血清内分泌激素水平的变化及其与抗肿瘤免疫应答、肿瘤负荷的相关性［J］.海南医学院学报，2017，23（16）：2243-2245.

［70］黄渭铭.论中国传统养生之道［J］.哈尔滨体育学院学报，1990（08）：8-11.

［71］马纯洁.太极拳对社区冠心病患者心功能和生活质量的影响［D］.上海：上海体育学院，2019.

［72］黄灏磊.太极拳对肿瘤患者身心健康的影响研究［J］.焦作大学学报，2019，9（3）：50.

［73］陈辉，周亚娜.太极拳锻炼对老年高血压患者血清TNF-α和IL-6水平的影响［J］.中国老年学杂志，2012，32（11）：2361-2362.

［74］白彦菊.八段锦历史源流的研究［J］.民族传统体育，2014，4（36）：208.

［75］汪馨.八段锦对改善大学生亚健康状态的作用［J］.科教文汇，

2021，4：125-127.

［76］许掏.八段锦对 42 例胃肠道恶性肿瘤术后康复期患者癌因性疲乏及生活质量的影响［J］.中医杂志，2020，61（10）：884.

［77］邱萍.八段锦联合情志护理对恶性肿瘤患者癌因性疲乏及负性情绪的影响［J］.中西医结合护理，2019，5（1）：84.

［78］王富鸿.新编五禽戏练习对老年女性平衡能力和骨密度的影响［J］.中国骨质疏松杂志，2018，24（12）：1577-1581.

［79］蒋莹.五禽戏运动对髌骨脱位大学生静态平衡能力的影响［J］.安徽师范大学学报，2019，42（3）：298-301.

［80］华红霞.猿戏功法锻炼联合阶梯镇痛在晚期肿瘤化疗患者中的应用价值分析［J］.国际医药卫生导报，2020，26（21）：3328.

［81］韦庆波.易筋经对大学生心理健康和体质调节作用的研究［J］.山东中医药杂志，2017，36（8）：654-656.

［82］章崇会.简编易筋经十二式锻炼对老年人焦虑自评的影响［J］.中国运动医学杂志，2005，24（3）：340-342.

［83］文雪梅，陈瑛，李婷，等.白花蛇舌草对宫颈癌细胞增殖、凋亡及Ki-67 表达的影响［J］.中国老年学杂志，2017，37（2）：561-563.

［84］林久茂，李琼瑜，严兆坤，等.白花蛇舌草对大肠癌耐药细胞microRNAs 表达的影响［J］.世界中医药，2017，12（11）：2771-2774.

［85］冯懿赓，曹宏文，陈磊，等.白花蛇舌草对人前列腺癌 DU145 细胞增殖和凋亡的影响［J］.中医学报，2017，32（229）：914-917.

［86］高红瑾，陆姗姗.白花蛇舌草乙醇提取物抗炎作用研究［J］.中国现代药物应用，2017，11（15）：195-196.

［87］瞿俊勇，田梦，贺建华.白花蛇舌草多糖对免疫抑制小鼠的免疫调节作用研究［J］.中药材，2015，38（9）：1942-1945.

［88］Goh JXH, Tan LT, Goh JK, et al. Nobiletin and Derivatives: Functional Compounds from Citrus Fruit Peel for Colon Cancer Chemoprevention［J］. Cancers, 2019, 11(6): 867.

［89］李娜.陈皮多甲氧基黄酮抗肿瘤作用及其机理研究［D］.北京：北京中医药大学，2007.

［90］梅全喜，林慧，宋叶，等.广陈皮的药理作用与临床研究进展［J］.

中国医院用药评价与分析，2019，019（008）：899-902.

［91］李石飞，张立伟，詹志来.经典名方中连翘的本草考证［J］.中国实验方剂学杂志，2021，10（14）：1-11.

［92］刘晓金，李子静，房绍龙，等.连翘化学成分及药理作用的研究［J］.山东医学高等专科学校学报，2021，43（04）：308-309.

［93］王国有，王云，张雪，等.川芎茶调散的现代研究概况［J］.中国实验方剂学杂志，2020，26（13）：228-234.

［94］李芊，吴效科.川芎化学成分及药理作用研究新进展［J］.化学工程师，2020，34（01）：62-64+44.

［95］李亚晗，刘佳琳，王天添，等.灵芝多糖抗肿瘤免疫调节机制的研究进展［J］.中国免疫学杂志，2021，37（04）：511-514.

［96］林东星.灵芝辅助治癌探讨［J］.中国食用菌，2000（01）：4-6.

［97］罗云，陈霖，张雪涟，等.灵芝三萜类成分药理活性研究进展［J］.中国药理学通报，2021，37（09）：1185-1188.

［98］陈春玲，姜思羽，吴迪生，等.赤灵芝对小鼠镇静催眠作用的研究及机制分析［J］.时珍国医国药，2019，30（04）：769-770.

［99］谢怡琼，王琪瑞，孙思雅，等.灵芝的药理作用和临床应用研究进展［J］.临床医学研究与实践，2020，5（10）：191-193.

［100］高应娟，罗舒，宋怡，等.灵芝抗炎机制研究进展［J］.中国食用菌，2021，40（09）：1-4，10.

［101］魏江存，陈勇，阙祖亮，等.浅谈三七的药理作用与保健养生［J］.湖北农业科学，2018，57（S2）：118-123+128.

［102］农超鹏，韦维，农凤映，等.三七提取液对小鼠免疫性肝损伤的保护作用研究［J］.广西中医药，2014，37（5）：78-80.

［103］殷勤红，朱艳琴，虞泓，等.三七花化学成分和药理作用的研究进展［J］.光谱实验室，2011，28（3）：1194-1197.

［104］王莹，褚扬，李伟，等.三七中皂苷成分及其药理作用的研究进展［J］.中草药，2015，46（9）：1381-1392.

［105］李天，刘一帆，周东梅，等.海参多糖抑制人肾癌细胞A498的生长转移作用机制［J］.基因组学与应用生物学，2020，39（03）：1344-1350.

［106］王相海.海参多糖对肺癌患者外周血中PBMC影响及CD45RA和

CD45RO 表达研究［D］.青岛：青岛大学，2015.

［107］周婷，谢晓辉，耿海局，等.海参肽对 D-半乳糖衰老模型小鼠的抗老作用研究［J］.热带医学杂志，2019，19（02）：141-144.

［108］史贵成.活络灵效丹在跌打损伤中的临床应用［J］.新疆中医药，2009，27（06）：94.

［109］刘迪，张冰洋，姚铁，等.乳香化学成分及药理作用研究进展［J］.中草药，2020，51（22）：5900-5914.

［110］周友秀，霍慧兰.海浮散外用治臁疮［J］.湖北中医杂志，1994（01）：50.

［111］韩璐，孙甲友，周丽，等.没药化学成分和药理作用研究进展［J］.亚太传统医药，2015，11（03）：38-42.

［112］刘一鑫，薛禾菲，杜闻杉，等.没药的研究进展概述［J］.承德医学院学报，2016，33（06）：520-522.

［113］袁红霞，张莉芹，马瑾，等.水蛭药用成分及主要药理功效研究进展［J］.甘肃医药，2013，32（04）：270-273.

［114］王杰，韩俊庆，李伯辉，等.复方水蛭素的药效学研究［J］.山东大学学报：医学版，2007，45（8）：852-854.

［115］刘璇，高美风，孔毅.水蛭化学成分及药理作用的研究进展［J］.药物生物技术，2017，24（01）：76-80.

［116］郭晓庆，孙佳明，张辉.水蛭的化学成分与药理作用［J］.吉林中医药，2015，35（01）：47-50.

［117］胡蕾，来小丹.蟾酥制剂临床应用现状研究［J］.中国药业，2021，30（07）：94-96.

［118］吴代全.七类常用有毒中药的安全使用［J］.中国执业药师，2011，8（10）：16-18.

［119］王子函，李永吉，辛丽丽，等.现代斑蝥毒素抗肿瘤作用机制的研究进展［J］.世界最新医学信息文摘，2016，16（08）：76-78.

［120］韩黎丽，吕慧芳，王丹，等.具有线粒体靶向功能的载去甲斑蝥素 TPP-PEG-PCL 纳米胶束促肝肿瘤细胞凋亡研究［J］.中草药，2020，51（19）：4943-4953.

［121］孔秋梅，张文芳.复方斑蝥胶囊联合化疗对三阴性乳腺癌患者肿瘤标志物、免疫指标、生命质量的影响及疗效评价［J］.河北医药，

2017，39（14）：2128-2131.

［122］金琳.去甲斑蝥素缓解喜树碱引起的白细胞减少症的作用研究［D］.北京：北京中医药大学，2018.

［123］郑丹，沙启明，王剑青，等.去甲斑蝥素对环磷酰胺诱导的白细胞减少症模型大鼠骨髓造血功能的影响［J］.中国实验血液学杂志，2015，23（03）：826-831.

［124］袁礼，钟思雨，夏新华.斑蝥素的研究现状［J］.中医药导报，2017，23（03）：79-82.

［125］田照，庞宇舟，袁德培，等.小活络丹治疗类风湿关节炎的网络药理学及实验机制研究［J］.时珍国医国药，2020，31（04）：800-805.

［126］杨帆，方敬，郭帅，等.地龙及其提取物治疗慢性肾脏病的研究与应用［J］.中药药理与临床，2021，12（29）：1-13.

［127］马韫楠，吴娅丽，钟宛凌，等.基于网络药理学的地龙平喘作用机制研究［J］.中国现代中药，2021，23（10）：1737-1746.